Veröffentlichungen

aus dem Gebiete des

Militär-Sanitätswesens.

Herausgegeben

von der

Medizinal-Abteilung

des

Königlich Preussischen Kriegsministeriums.

Heft 57.

Übersicht über die Neuerungen in der Feldsanitätsausrüstung.

Von

Dr. v. Tobold,
Oberstabsarzt in Berlin,

Dr. Georg Schmidt,
Oberstabsarzt in Berlin,

und

Dr. Devin,
Oberstabsapotheker in Berlin.

Mit Tabellen.

Springer-Verlag Berlin Heidelberg GmbH 1914

Übersicht

über die

Neuerungen in der Feldsanitätsausrüstung.

Von

Dr. **v. Tobold,**
Oberstabsarzt in Berlin,

Dr. **Georg Schmidt,**
Oberstabsarzt in Berlin,

und

Dr. **Devin,**
Oberstabsapotheker in Berlin.

Mit Tabellen.

Springer-Verlag Berlin Heidelberg GmbH 1914

ISBN 978-3-662-34187-2   ISBN 978-3-662-34457-6 (eBook)
DOI 10.1007/978-3-662-34457-6

Inhaltsverzeichnis.

Seite

I. Einleitung   1
II. Abänderungen an den Sanitätsbehältnissen:
    1 a. Taschenbesteck   2
    1 b. Untersuchungsbesteck   3
    2. Sanitätsverbandzeug   3
    3. Sanitätstasche (Paar) für unberittene Sanitätsmannschaften . .   3
    4. Sanitätstasche für berittene Sanitätsmannschaften   4
    5. Sanitätstasche (Paar) für Krankenträger   4
    6. Sanitätstasche für Sanitätspackpferdführer   5
    7. Sanitätspacktasche (Paar).   5
    8. Sanitätstornister   7
    9. Sanitätskasten   9
    10. Verbandmittelkasten für Luftschiffe 13
    11. Krankentragetasche 14
    12. Infanteriesanitätswagen 15
    13. Kavalleriesanitätswagen 21
    14. Sanitätsvorratswagen 26
    15. Sanitätskompagnie 31
    16. Feldlazarett 40
    17. Lazarettzug 49
    18. Planmäßiger Hilfslazarettzug. 53
    19. Etappensanitätsdepot 56
III. Übersicht der Arzneimitteländerungen 65
IV. Übersicht über die Anwendung der Arzneimittel 70
V. Übersicht über die Prüfungsmittel 80
VI. Sanitätsabteilung des Güterdepots einer Sammelstation 82
VII. Kriegsvorrat beim Hauptsanitätsdepot 105
VIII. Sanitätsausrüstung der Truppen in gebirgiger Gegend 108

I. Einleitung.

Nachdem die Heeressanitätsausrüstung für den Krieg durch die 1901 erfolgte Neubearbeitung des medizinisch-chirurgischen Etats sowie durch die Kriegs-Sanitätsordnung vom 27. 1. 07, für den Frieden durch den Neudruck der Beilage 26 der Friedens-Sanitätsordnung im Dezember 1905 verbessert worden war, trat nach Umfragen bei den Sanitätsdienststellen und Korpsintendanturen zur Prüfung weiterer Vereinfachungen, Ergänzungen und Neuerungen auf Anordnung des Kriegsministeriums, Medizinal-Abteilung, am 12. 5. 1910 zu Berlin eine größere Kommission von Sanitätsoffizieren und Militärapothekern unter dem Vorsitze des Obergeneralarztes und Sanitätsinspekteurs Prof. Dr. v. Kern zusammen.

Die Urteile dieser Kommission, sowie die Ergebnisse mehrerer diesen Fragen gewidmeter Sitzungen des Wissenschaftlichen Senates bei der Kaiser Wilhelms-Akademie wurden verschiedentlich nachgeprüft und verdichteten sich schließlich zu einer Reihe von Verfügungen. Unter dem 23. 12. 1912 dankte das Kriegsministerium, Medizinal-Abteilung, den Kommissionsmitgliedern für die erfolgreiche Arbeit.

Es sind das Taschenbesteck der Sanitätsoffiziere, die anderen Bestecke und die Sanitätsbehältnisse, sowie die sonstige Ausstattung der Sanitätsformationen des Feldheeres den heutigen ärztlichen und pharmazeutischen Forderungen, auch dem Deutschen Arzneibuche 1910, sowie neuzeitiger Krankenpflege angepaßt worden. Die Ausrüstung der Sanitätsabteilung des Güterdepots der Sammelstationen wurde eben erst geregelt. Auch die Änderung der Festungssanitätsdepots ist im Gange. Mit diesen Maßnahmen steht in Verbindung der Neudruck des Ausrüstungsteiles der „Anlagen zur Kriegs-Sanitätsordnung", der Vorschriften „Behandlung der Sanitätsausrüstung", „Verladung des Etappensanitätsdepots", des „Verzeichnisses der für die medizinisch-chirurgische Sanitätsausrüstung des Heeres zahlbaren Höchstpreise", der bisherigen Beilage 26 der Friedens-Sanitätsordnung, sowie vieler Inhaltsübersichten und Einzelpackordnungen.

II. Änderungen an den Sanitätsbehältnissen.

1a. Taschenbesteck.

Laut Verfügung des Kriegsministeriums, Medizinal-Abteilung, vom 16. 2. 12 Nr. 2165/12 MA enthält das Taschenbesteck der Sanitätsoffiziere folgendes:

Ärztliche Geräte.

1 bauchiges Skalpell mit Schutzhülse (bisher ohne Schutzhülse),
1 spitzes Skalpell mit Schutzhülse (bisher ohne Schutzhülse),
1 Impfgerät mit Schutzhülse (bisher Impfmesser),
1 anatomische Pinzette,
2 Unterbindungspinzetten oder Arterienklemmen, davon 1 zugleich als Nadelhalter (bisher 1 Arterienklemme und 1 Unterbindungspinzette),
1 gerade Schere mit einem spitzen und einem stumpfen Arme,
1 Mundspatel,
1 Hohlsonde (bisher mit scharfem Löffel),
1 feine Sonde,
Heft- und Umstechungsnadeln verschiedener Größe und Stärke (bisher 4),
Nähseide (bisher Seide),
1 Maximumthermometer mit amtlichem Prüfungstempel,
1 Bandmaß,
1 Hammer (bisher Perkussionshammer),
1 Hörrohr,
1 Spritze zu 1 ccm mit Hohlnadeln (bisher mit Kanülen).
1 Tintenstift und 1 Vergrößerungsglas sind fortgefallen.

Arzneimittel.

Acidum acetylosalicylicum, Ersatz für Aspirin, Tabletten zu 0,5 g (bisher nicht vorhanden),
Acidum tartaricum, Tabletten zu 0,75 g,
Coffeïnum-Natrium salicylicum, zugeschmolzene Glasröhren zu 0,2 g in keimfreier Lösung von 1 ccm (bisher nicht vorhanden),
Hydrargyrum bichloratum, Tabletten zu 0,5 g,
Hydrargyrum chloratum, Tabletten zu 0,2 g,

Morphinum hydrochloricum, zugeschmolzene Glasröhren zu 0,02 g in keimfreier Lösung von 1 ccm (bisher Liquor Morphini hydrochlorici),

Natrium bicarbonicum, Tabletten zu 1 g,

Tinctura Opii simplex,

Tinctura Valerianae aetherea (bisher Spiritus aethereus),

Zinkkautschukpflaster, 2,5 cm breit, auf Rolle (bisher Heftpflaster).

Aether, Zucker in Stücken sind fortgefallen,

Im übrigen sind die Form der Instrumente usw. und des Taschenbesteckes sowie die Unterbringung wie bisher freigestellt.

1b. Untersuchungsbesteck.

Ärztliche Geräte.

Die Ohrenspritze zu etwa 30 ccm von Glas mit Asbeststempel wird entsprechend dem Neudrucke der Beilage 26 der Friedens-Sanitätsordnung ersetzt durch eine Spritze zu 50 ccm in Metallfassung mit Kautschukasbeststempel im Metallkasten.

Für die zur Prüfung des Harnes auf Eiweiß empfohlenen Mittel des Untersuchungsbesteckes:

1. Kaliumferrocyanid und Citronensäure,
2. saures sulfosalicylsaures Natrium und Citronensäure,
3. β-Naphthalinsulfosäure und Citronensäure

sind Gebrauchsanweisungen aufgestellt worden. (Siehe Heft 48 der Veröffentlichungen aus dem Gebiete des Militär-Sanitätswesens, herausgegeben von der Medizinal-Abteilung des Königlich Preußischen Kriegsministeriums, und Verf. des Kriegsministeriums, Medizinal-Abteilung, vom 31. 7. 11 Nr. 2253. 5. 11 M.A.)

2. Sanitätsverbandzeug.

Es wird ein vom Hauptsanitätsdepot angegebenes Muster erprobt, das die Instrumente in einer aus waschbarem Köperstoffe hergestellten Tasche mit Stoffhülsen enthält. Diese Tasche soll in der entsprechend abzuändernden Ledertasche untergebracht werden. Auch über die zweckmäßige Trageweise des Sanitätsverbandzeuges sind die Versuche noch nicht abgeschlossen.

3. Sanitätstasche (Paar) für unberittene Sanitätsmannschaften.

Allgemeines.

Die Sanitätstaschen werden aus naturfarbenem, ungebeiztem, lohgarem Leder hergestellt. In der Arzneimitteltasche sind die Wände der Fächer für die Heftpflasterblechbüchse, die Seifennickelbüchse und die Senfpapiertasche herausgeschnitten. An der nach der Flasche für ätherische Baldriantinktur zu gelegenen Querwand ist ein Bandstreifen zum Herausheben der Zinkkautschukpflasterrolle angebracht.

Verbandmittel.

Das Preßstück 4 m entfetteter Mull, antiseptisch durchtränkt, das seit 1911 nur keimfrei gemachten Mull enthält, trägt den Aufdruck: 10 keimfreie Mullstreifen zu 200×20 cm.

Apothekengeräte.

Fortgefallen:

1 Stopfenflasche zu etwa 20 ccm für Karbolsäure,
1 Blechbüchse für Heftpflaster.

Hinzugetreten:

1 Stopfenflasche zu etwa 20 ccm für Terpentinöl.

Abgeändert:

1 Stopfenflasche zu etwa 20 ccm für Hoffmannstropfen
in ätherische Baldriantinktur.

Arzneimittel.

Fortgefallen:

Karbolsäure 20 g,
Hoffmannstropfen 20 g,
Heftpflaster 800 qcm.

Hinzugetreten:

Terpentinöl 20 g,
ätherische Baldriantinktur 20 g,
Zinkkautschukpflaster, 1 Rolle zu $5 \text{ m} \times 2,5$ cm in 1 Pappschachtel.

4. Sanitätstasche für berittene Sanitätsmannschaften.

Die vorderen unteren Ecken und der vordere untere Rand sind abgerundet. Die obere Überfallklappe mit vorderem Schnallverschlusse wird durch zwei seitliche Klappen mit Knopfverschluß ersetzt.

Die Änderungen an Verbandmitteln, Apothekengeräten, Arzneimitteln entsprechen den Änderungen bei der Sanitätstasche für unberittene Sanitätsmannschaften.

5. Sanitätstasche (Paar) für Krankenträger.

Auch diese Sanitätstaschen werden aus naturfarbenem, lohgarem, ungebeiztem Leder hergestellt.

6. Sanitätstasche für Sanitätspackpferdführer.

Die Abänderungen am Äußeren der Tasche entsprechen denen der Sanitätstasche für berittene Sanitätsmannschaften.

7. Sanitätspacktasche (Paar).

Allgemeines.

1. Die Schnallriemen, die die hinteren Ösen der Taschen an den hinteren Haken des Mittelstückes befestigen, sind um 15 cm verlängert (auf 35 cm) zwecks Einschnallens der ausgedrehten Teile des Futtersackes.

2. Die Sanitätspacktaschen sind mit Gilgschem Lederöl statt mit Sattelseife behandelt und dadurch wasserdicht gemacht; desgleichen das Mittelstück. Die Anweisung für das Behandeln der Sanitätspacktasche ist entsprechend abgeändert.

3. An den freien Seitenrändern der Klappen sind 3 cm breite Lederstücke angenäht, die in ihrer Mitte durch je zwei an den Schmalseiten der Taschen angenietete Schnallriemen befestigt werden.

4. Der untere vordere Deckelrand ist um 5,5 cm verlängert. Die Schnallkappen des unteren Deckelrandes sind nach innen gesetzt, so daß die Schnallvorrichtung an der unteren Fläche der Taschen liegt. Die Schnallriemen werden durch die nach unten verlängerte Klappe hindurchgeführt.

5. Die kleinen Schnallriemen zwischen Mittelstück und vorderen Haken der Packtaschen sind so abgeändert, daß die Fleischseite dem Mittelstücke zugekehrt ist. Die Schnallriemen werden nunmehr durch die Haken der Taschen von außen nach innen durchgeführt.

6. In der rechten hinteren kleinen Seitentasche ist der Holzkasten für die Tablettenröhren 2,5 cm niedriger gemacht, so daß letztere leichter herausgenommen werden können. Die Lederklappen der Seitentaschen sind mit ihren glatten Seiten an den Schmalseiten der Packtaschen angenäht, wodurch beim Öffnen der Seitentaschen ein weiteres Zurückschlagen der Klappen und ein leichteres Herausnehmen der Tablettenröhren und Standgefäße ermöglicht werden. Die Lederohren der Seitentaschen sind 2 cm breiter und 1,5 cm länger hergestellt zum besseren Schutze gegen Eindringen von Nässe.

7. Der Haltegurt der Taschen ist soweit nach vorn gesetzt, daß der Unter- und der Obergurt des Sattels sowie der Haltegurt

der Taschen übereinander liegen. Von dem Haltegurte geht ein spitzwinklig angesetzter 2,5 cm breiter Hilfsriemen an die innere Kante der Tasche. Entfernung zwischen hinterem Rande des Haltegurtes und Rückwand des Hilfsriemens 19 cm. Der Hilfsriemen ist am Haltegurt und an dem inneren unteren Rande der Tasche durch je einen Niet befestigt.

8. Auf den großen Klappen der beiden Taschen ist das Genfer Kreuz angebracht.
9. Die Deckelschlaufen für die Schnallriemen der Nottragenbezüge sind angenietet statt angenäht.
10. An der hinteren Schmalseite jeder Tasche wird für die hinzutretenden Arzneimittel je eine der oberen Seitentasche nahezu gleich große Tasche angebracht.

Ärztliche Geräte.

Die elastische Binde und der elastische Schlauch sind in einer bezeichneten Blechbüchse untergebracht.

Verbandmittel.

Fortgefallen:

25 m leinenes Band.

Apothekengeräte.

Hinzugetreten:

1 Pulverglas zu etwa 15 ccm für Cocaïnum hydrochloricum,
1 Stopfenflasche mit Glasstopfen zu etwa 100 ccm, bezeichnet „Tinctura Jodi (Jod 10 + Spiritus 90)“, in 1 ebenso bezeichneten mit durchtränktem Asbest ausgelegten Blechkasten,
1 Blechkasten mit Holzeinsatz für Jodum + Kalium jodatum in zugeschmolzenen Glasröhren,
1 Blechkasten für Unguentum Acidi borici,
1 bezeichnete Hartgummistreubüchse für Jodoformium.

Abgeändert:

1 Blechbüchse Emplastrum adhaesivum extensum
in Collemplastrum Zinci oxydati,
1 Stopfenflasche zu etwa 60 ccm Jodoformium
in Tinctura Valerianae aetherea,
1 Stopfenflasche zu etwa 60 ccm Liquor Morphini hydrochlorici
in Oleum Terebinthinae,

1 Stopfenflasche zu etwa 60 ccm Oleum camphoratum
in Oleum camphoratum forte.

Arzneimittel.
Fortgefallen:

Aether, 20 zugeschmolzene Glasröhren zu 1,5 ccm, in 2 Pappschachteln,

Emplastrum adhaesivum extensum 9000 qcm,

Oleum camphoratum 50 g.

Verringert:

Jodoformium von 50 auf 30 g.

Ersetzt:

Liquor Morphini hydrochlorici 50 g
durch Morphinum hydrochloricum, 40 zugeschmolzene
Glasröhren zu 0,02 g in keimfreier Lösung von 1 ccm,
in 4 Pappschachteln,

Unguentum Formaldehydi, 8 Schiebedosen zu 25 g
durch Unguentum Formaldehydi, 8 Zinnröhren mit
Schraubverschluß zu 20 g.

Hinzugetreten:

Cocaïnum hydrochloricum 5 g,

Coffeïnum-Natrium salicylicum, 10 zugeschmolzene Glasröhren
zu 0,2 g in keimfreier Lösung von 1 ccm, in 1 Pappschachtel,

Collemplastrum Zinci oxydati, 5 Rollen zu 5 m × 2,5 cm, in
je 1 Pappschachtel,

Jodum + Kalium jodatum, 4 zugeschmolzene Glasröhren zu
10 g Jodum + 3,5 g Kalium jodatum,

Oleum camphoratum forte (mit Oleum Arachidis bereitet) 20 g,

Oleum Terebinthinae 50 g,

Tinctura Jodi 100 g,

Tinctura Valerianae aetherea 20 g,

Unguentum Acidi borici, 4 Zinnröhren mit Schraubverschluß
zu 50 g.

8. Sanitätstornister.
Allgemeines.

Der Blecheinsatz des Sanitätstornisters wird außen zweimal mit
feldgrauer, innen einmal mit roter Glasuritfarbe gestrichen.

Die Messingschnallen der Schnallriemen an den seitlichen Klappen
für die Schienen fallen fort, so daß nur Durchsteckriemen bleiben.

An die Stelle der Felltasche der Kleiderschere tritt eine aufgenähte Ledertasche.

Die Ringe der Tornisterriemen sind rund.

Das Neutralitätszeichen auf der äußeren Seite der Tornisterklappe besteht aus einem runden, weißen Lackleder von 19,5 cm Durchmesser mit dem Genfer Kreuze, dessen Form den Angaben der Kriegs-Sanitätsordnung entspricht.

Das Fach ohne Bezeichnung, die Zwischenwände für die Standgefäße, der Deckel für das Fach Liquor Morphini hydrochlorici und das Fach für die Spritze zu 1 ccm werden entfernt. Dafür treten Fächer hinzu für: Jodoformium, Oleum camphoratum forte, Oleum Terebinthinae, Tinctura Opii simplex, Tinctura Valerianae aetherea, 2 Pappschachteln zu 10 zugeschmolzenen Glasröhren Coffeïnum-Natrium salicylicum und 3 Pappschachteln zu 10 zugeschmolzenen Glasröhren Morphinum hydrochloricum, die Spritze zu 1 ccm.

Die Standgefäße werden nicht mehr durch Stahlbleche, sondern durch eine zwischen Blechplatten befindliche Spiralfedervorrichtung gesichert.

In der Aufschrift auf dem Deckel des bisherigen Faches „elastische Binde, elastischer Schlauch usw." wird hinzugefügt: „Borsalbe".

Die Aufschrift „Heftpflaster" wird abgeändert in „Zinkkautschukpflaster."

Auf die Innenseite des Deckels sind „Inhaltsverzeichnis und Packordnung des Sanitätstornisters" aufgeklebt.

Verbandmittel.

Fortgefallen:

12 m leinenes Band.

Apothekengeräte.

Fortgefallen:

1 Blechbüchse für Emplastrum adhaesivum extensum,
1 Stopfenflasche zu etwa 125 ccm für Jodoformium,
1 Stopfenflasche zu etwa 30 ccm für Liquor Morphini hydrochlorici,
1 Stopfenflasche zu etwa 125 ccm für Oleum camphoratum.

Abgeändert:

1 Stopfenflasche zu etwa 30 ccm Spiritus aethereus
in Tinctura Valerianae aetherea.

Hinzugetreten:

1 Pulverglas zu etwa 30 ccm für Jodoformium,
1 Stopfenflasche zu etwa 30 ccm für Oleum camphoratum forte,

1 Stopfenflasche zu etwa 50 ccm für Oleum Terebinthinae,
1 Blechkasten für Unguentum Acidi borici.

Arzneimittel.

Fortgefallen:

Emplastrum adhaesivum extensum 1500 qcm,
Spiritus aethereus 20 g.

Verringert:

Jodoformium von 100 auf 30 g.

Ersetzt:

Liquor Morphini hydrochlorici 30 g
    durch Morphinum hydrochloricum, 30 zugeschmolzene
        Glasröhren zu 0,02 g in keimfreier Lösung von 1 ccm,
        in 3 Pappschachteln,
Oleum camphoratum 100 g
    durch Oleum camphoratum forte 30 g.

Hinzugetreten:

Coffeïnum-Natrium salicylicum, 20 zugeschmolzene Glasröhren
        zu 0,2 g in keimfreier Lösung von 1 ccm, in 2 Papp-
        schachteln,
Collemplastrum Zinci oxydati, 2 Rollen zu 5 m × 2,5 cm in
        je 1 Pappschachtel,
Oleum Terebinthinae 50 g,
Tinctura Valerianae aetherea 20 g,
Unguentum Acidi borici, 2 Zinnröhren mit Schraubverschluß
        zu 50 g.

9. Sanitätskasten.

Dem Vorschlage der Kommission, den Sanitätskasten in seinen Behältnissen für die Arzneimittel (z. B. Tabletten) neuzeitig einzurichten, ist durch ein vom Hauptsanitätsdepot zusammengestelltes Muster entsprochen worden, das erprobt wird.

Äußerlich ist der Sanitätskasten durch das Genfer Kreuz gekennzeichnet.

Sonstige Änderungen an dem bisherigen Sanitätskasten:

Allgemeines.

Es sind „Inhaltsverzeichnis und Packordnung des Sanitätskastens" auf Leinwandpapier in Buchform hinzugetreten. Der I. Teil führt als Inhaltsverzeichnis nach dem ABC die ärztlichen Geräte, Verbandmittel, Apothekengeräte, Arzneimittel auf. Der II. Teil ist Packordnung.

Ärztliche Geräte.

Ersetzt:

2 Spritzen zu 8 ccm zu Einspritzungen in die Harnröhre von
Zinn in Holzbüchse

durch 2 Spritzen zu Einspritzungen in die Harnröhre zu
12 ccm von Glas

in 1 bezeichneten Holzklotze mit Deckel.

Hinzugetreten:

1 Magenrohr von Weichgummi mit gefüllter Spitze, 70 cm lang,
11 mm stark,

in 1 runden, bezeichneten Pappschachtel,
1 Trichter von emailliertem Eisen.

Verbandmittel.

Fortgefallen:

6 m leinenes Band.

Hinzugetreten:

1 großes dreieckiges Verbandtuch.

Apothekengeräte.

Fortgefallen:

1 Stopfenflasche mit Glasstopfen zu etwa 130 ccm für Acidum
hydrochloricum dilutum,
1 Porzellankruke zu etwa 150 ccm für Adeps Lanae cum Aqua,
4 Stopfenflaschen mit Korkstopfen zu etwa 40 ccm für Chloroformium,
1 Pulverglas mit Glasstopfen zu etwa 40 ccm für Cuprum
sulfuricum,
1 Pulverglas mit Korkblechkapselverschluß zu etwa 140 ccm
für Jodoformium,
1 Stopfenflasche mit Glasstopfen zu etwa 30 ccm für Liquor
Morphini hydrochlorici,
in 1 ebenso bezeichneten Blechkasten,
1 Pulverglas mit Korkblechkapselverschluß zu etwa 140 ccm
für Magnesia usta,
1 Pulverglas mit Korkblechkapselverschluß zu etwa 140 ccm
für Pulvis Liquiritiae compositus,
1 Porzellankruke zu etwa 150 ccm für Unguentum Plumbi,
1 Ersatz-Stopfenflasche mit Glasstopfen zu etwa 45 ccm.

Hinzugetreten:

1 Stopfenflasche mit Glasstopfen zu etwa 100 ccm, bezeichnet
„Tinctura Jodi (Jod 10 + Spiritus 90)“,
in 1 ebenso bezeichneten mit durchtränktem Asbest
ausgelegten Blechkasten,

4 Stopfenflaschen mit Glasstopfen zu etwa 30 ccm (= 50 g
Chloroformium) mit Teilstrichen von 5 zu 5 g, Zinkleimverschluß und eingepreßter Bezeichnung für Chloroformium pro narcosi,

1 Stopfenflasche mit Glasstopfen zu etwa 40 ccm für Oleum
camphoratum forte,

1 Stopfenflasche mit Glasstopfen zu etwa 40 ccm für Tinctura
Strychni,

1 Blechkasten für Unguentum Acidi borici,

1 bezeichnetes rundes Glas mit Schraubverschluß und Metalldeckel zu etwa 60 ccm für Unguentum molle.

Abgeändert:

1 Blechkasten Acidum tannicum in Tabletten zu 0,06 g
in Tannalbin in Tabletten zu 0,5 g,

1 Blechkasten Emplastrum adhaesivum extensum
in Collemplastrum Zinci oxydati,

1 Stopfenflasche zu etwa 15 ccm Kalium bromatum pulveratum
in Cocaïnum hydrochloricum,

1 Stopfenflasche zu etwa 130 ccm Mixtura sulfurica acida
in Liquor Aluminii acetico-tartarici,

1 Stopfenflasche zu etwa 15 ccm Oleum Menthae piperitae
in Acidum hydrochloricum dilutum (für den Inhalt angebrochener Röhren),

1 Stopfenflasche zu etwa 130 ccm Oleum Olivarum
in Oleum Arachidis,

1 Stopfenflasche zu etwa 130 ccm Spiritus aethereus
in Tinctura Chinae composita,

1 Stopfenflasche zu etwa 130 ccm Tinctura aromatica
in Tinctura Valerianae aetherea,

1 Stopfenflasche zu etwa 75 ccm Tinctura Jodi (sofern braune
Stopfenflasche mit Glasstopfen)
in Jodoformium,

1 Ersatz-Pulverglas mit Korkblechkapselverschluß zu etwa
15 ccm
in Atropinum sulfuricum in Tabletten zu 0,001 g,

1 Blechkasten Acidum acetylo-salicylicum in Tabletten zu
0,5 g
    in Acidum acetylosalicylicum, Ersatz für Aspirin, in
    Tabletten zu 0,5 g,
1 Blechkasten Pyrazolonum phenyldimethylicum, in Tabletten
zu 0,5 g
    in Pyrazolonum phenyldimethylicum, Ersatz für Anti-
    pyrin, in Tabletten zu 0,5 g,
1 Blechkasten Radix Rhei, in Tabletten zu 0,5 g
    in Rhizoma Rhei, in Tabletten zu 0,5 g.

Arzneimittel.

Fortgefallen:

Acidum tannicum, 50 Tabletten zu 0,06 g,
Adeps Lanae cum Aqua 100 g,
Cuprum sulfuricum 20 g,
Emplastrum adhaesivum extensum 2000 qcm,
Emplastrum Cantharidum ordinarium 30 g,
Emplastrum Cerussae 150 g,
Kalium bromatum pulveratum 10 g,
Magnesia usta 25 g,
Mixtura sulfurica acida 100 g,
Oleum Menthae piperitae 10 g,
Oleum Olivarum 100 g,
Pulvis Liquiritiae compositus 50 g,
Spiritus aethereus 100 g,
Tinctura aromatica 100 g,
Tinctura Jodi 60 g,
Unguentum Plumbi 100 g.

Verringert:

Gummi arabicum pulveratum von 100 auf 50 g,
Jodoformium von 100 auf 50 g,
Morphinum hydrochloricum von 30 auf 10 Tabletten zu 0,01 g.

Vermehrt:

Tinctura Jodi von 60 auf 100 g.

Ersetzt:

Acidum hydrochloricum dilutum 130 g
    durch Acidum hydrochloricum dilutum, 5 zugeschmolzene
    Glasröhren zu 10 g, in 1 Pappschachtel,

Chloroformium 200 g

durch Chloroformium pro narcosi, 4 Stopfenflaschen mit Glasstopfen zu etwa 30 ccm (= 50 g),

Liquor Morphini hydrochlorici 20 g

durch Morphinum hydrochloricum, 40 zugeschmolzene Glasröhren zu 0,02 g in keimfreier Lösung von 1 ccm, in 4 Pappschachteln.

Hinzugetreten:

Atropinum sulfuricum, 10 Tabletten zu 0,001 g,

Cocaïnum hydrochloricum 5 g,

Coffeïnum-Natrium salicylicum, 30 zugeschmolzene Glasröhren zu 0,2 g in keimfreier Lösung von 1 ccm, in 3 Pappschachteln,

Collemplastrum Zinci oxydati, 6 Rollen zu 5 m × 2,5 cm, in je 1 Pappschachtel,

je { Jodum 10 g   } 10 zugeschmolzene Glasröhren
   { Kalium jodatum 3,5 g }   in 1 Pappschachtel,

Liquor Aluminii acetico-tartarici 100 g,

Oleum Arachidis 100 g,

Oleum camphoratum forte 25 g,

Scopolaminum hydrobromicum, 10 zugeschmolzene Glasröhren zu 0,0005 g in keimfreier Lösung von 1 ccm, in 1 Pappschachtel,

Tannalbin, 50 Tabletten zu 0,5 g,

Tinctura Chinae composita 100 g,

Tinctura Strychni 20 g,

Tinctura Valerianae aetherea 100 g,

Unguentum Acidi borici, 5 Zinnröhren mit Schraubverschluß zu 50 g,

Unguentum molle 50 g.

10. Verbandmittelkasten für Luftschiffe.

Inhalt:

Ärztliche Geräte.

1 anatomische Pinzette }
1 Kleiderschere   } in einer Ledertasche.
1 Verbandschere   }

Verbandmittel.

3 Preßstücke zu 3 keimfreien Binden von Kambrik zu 5 m × 7 cm,

1 Preßstück zu 10 keimfreien Mullstreifen zu 200 × 20 cm,
2 Preßstücke zu 100 g gewöhnlicher Watte,
10 keimfreie Verbandpäckchen,
4 Wismut-Brandbinden,
1 großes dreieckiges Verbandtuch,
1 Nadelkasten, darin: 10 Sicherheitsnadeln,
4 Schienen von Pappe zu 33 × 10 cm.

Arzneimittel.

Collemplastrum Zinci oxydati, 1 Rolle zu 5 m × 2,5 cm, in
1 Pappschachtel.

11. Krankentragetasche.

Allgemeines.

Diese Bezeichnung wurde für die bisherige Verbandmitteltasche
der Krankentrage eingeführt. An der einen Schmalseite der Tasche
ist innen eine durch eine Scheidewand geteilte Ledertasche für den
„Weinsäuretabletten" bezeichneten Blechkasten und für den bezeichneten
Nadelkasten.

Ärztliche Geräte.

Der Nadelkasten ist vergrößert, hat einen festeren Verschluß erhalten.

Fortgefallen:
1 nierenförmige Verbandschale von Messingblech.

Apothekengeräte.

Fortgefallen:
1 Mixturglas zu 125 ccm für Acetum.

Hinzugetreten:
1 Blechkasten für Acidum tartaricum in Tabletten.

Arzneimittel.

Fortgefallen:
Acetum 125 g,
Emplastrum adhaesivum extensum 200 qcm.

Hinzugetreten:
Acidum tartaricum, 20 Tabletten zu 0,75 g,
Collemplastrum Zinci oxydati, 1 Rolle zu 5 m × 2,5 cm,
in 1 Pappschachtel.

12. Infanteriesanitätswagen.

Allgemeines.

Es wird angestrebt, den Infanteriesanitätswagen so einzurichten, daß in seinem oberen Teile 2 Kranke auf je 1 Trage, in seinem unteren Teile die Sanitätsmittel in 3 Kisten so abgeteilt, wie sie im Gefecht, auf dem Marsche, in der Unterkunft gebraucht werden, und außerdem die anderen 3 Tragen mitgeführt werden können. Muster solcher Wagen werden erprobt. Der Pferdearzneikasten wird nicht mehr auf dem Infanteriesanitätswagen untergebracht.

Ärztliche Geräte.

Am Truppenbesteck ist folgendes geändert:

Ein Inhaltsverzeichnis auf Leinwandpapier im Deckel des Holzkastens ist hinzugetreten.

Bei der Aufstellung des Inhaltsverzeichnisses sind einige Instrumente genauer und richtiger bezeichnet worden.

Bei dem einfachen Augenspiegel mit 2 Sammelgläsern ist hinzugefügt: „mit einer Brechungskraft von 20 und 13 Meterlinsen in Metallfassung".

Beim Reflektor ist der Durchmesser „9 cm" angegeben.

Das bisherige mittlere spitze Skalpell heißt jetzt „kleines spitzes Skalpell".

Der scharfe Doppellöffel ist seinen Durchmessern nach gekennzeichnet:

„rund: 15 mm Durchmesser,

oval: 15 mm lang, 10 mm breit".

Es sind hinzugefügt bei den Unterbindungspinzetten mit und ohne Häkchen die Breite „4,5 mm", „3,5 mm", bei den Arterienklemmen die Länge „21 cm" und die Breite „5,5 mm", bei den geraden Darmklemmen „22 cm lang, 7 mm breit", beim elastischen Magenrohr von Seide „60—65 cm lang, 10 mm stark".

Die Hohlsonde von Stahl war bisher „mit abgebogenem Griff" und ist jetzt „mit Unterbindungsnadel" bezeichnet.

Im Nadelbehälter haben die 12 Darmnadeln den Zusatz „mit federndem Öhre" erhalten. Die Stärken beider Arten „6 Nr. 1, 6 Nr. 2" sind hinzugefügt. Auf dem Deckel des Nadelbehälters sind die 4 Größen der Heftnadeln aufgezeichnet. Der Darmknopf heißt jetzt „Nr. 3".

Die zu der Spritze zu 1 ccm im Metallkasten gehörenden Hohlnadeln und Reinigungsdrähte sind angeführt:

1 Hohlnadel, 4 cm lang, 0,9 mm stark,
22 Hohlnadeln, 3 cm lang, 0,7 mm stark,
12 Reinigungsdrähte in einem Metallrohre.

Bei der Spritze zu 5 ccm im Metallkasten sind als Zubehör aufgeführt und genauer bezeichnet:

1 Infusionshohlnadel, 8 cm lang, 1,5 mm stark,
2 Dichtungsringe zum Vorrate,
6 Reinigungsdrähte in einem Metallrohre.

Der bisherige Trokar zum Bauchstich ist ersetzt durch den Trokar zum Blasenstiche. Seine einzelnen Teile sind aufgeführt:

1 Griff des Trokars zum Blasenstiche,
1 Dorn des Trokars zum Blasenstiche mit Schutzkappe,
1 Rohr des Trokars zum Blasenstiche mit Einschieberöhre.

Für die Instrumente von Silber wird bei Neubeschaffungen der Silberstempel gefordert:

Kanülen von Silber (800) für die Luftröhre,
Katheter von Silber (800) mit gefüllter Spitze, $5^2/_3$ mm stark,
    mit Reinigungsdraht,
Öhrsonde von Silber (1000), 25 cm lang,
Röhrchen von Silber (800) zur Nasenausstopfung.

Fortgefallen:

1 gerinnte Steinsonde.

Hinzugetreten:

1 Bürste zum Reinigen von Kanülen.

Die Segelleinwandtaschen für 1 Betäubungsgerät, 1 elastische Binde, 1 Spirituslampe, 1 Untersuchungspiegel und 6 Zahnzangen sind bezeichnet worden.

Bei Neubeschaffungen erhalten die Einsätze Zeichnungen auf Leinwandpapier an Stelle der eingeritzten Zeichnungen.

Der Segelleinwandbezug trägt die Bezeichnung „Truppenbesteck" am unteren Teile der beiden Schmalseiten. Der Tragriemen ist mit TB, Bestecknummer und Beschaffungsjahr bezeichnet.

Zwischen Segelleinwandbezug und Deckel des Holzkastens sind 2 leinene Putzlappen, 40 × 50 cm, in einem bezeichneten Leinwandbeutel untergebracht.

Weitere Änderungen im Infanteriesanitätswagen:

Fortgefallen:

1 Hörrohr.

Ersetzt:

2 Spritzen zu 8 ccm zu Einspritzungen in die Harnröhre von
Zinn in je 1 Holzbüchse

durch 2 Spritzen zu Einspritzungen in die Harnröhre zu
12 ccm von Glas

in 1 bezeichneten Holzklotze mit Deckel.

Hinzugetreten:

1 Magenrohr von Weichgummi mit gefüllter Spitze, 70 cm
lang, 11 mm stark.

Verbandmittel.

Fortgefallen:

50 m leinenes Band.

Ersetzt:

1 Preßstück zu 1 kg gewöhnliche Watte in 6 Rollen
durch 10 Preßstücke zu 100 g gewöhnliche Watte.

Hinzugetreten:

4 Papierbeutel für Bruchbänder.

Apothekengeräte.

Fortgefallen:

2 weiße und 2 braune Gläser zu etwa 5 cem.

5 Stopfenflaschen mit Glasstopfen zu etwa 290 ccm für
Acidum carbolicum liquefactum,

1 Stopfenflasche mit Glasstopfen zu etwa 290 ccm für Acidum
hydrochloricum dilutum,

1 Porzellankruke zu etwa 300 ccm für Adeps Lanae cum Aqua,

1 Blechbüchse für Cocaïnum hydrochloricum, Morphinum
hydrochloricum, Natrium chloratum in Tabletten,

1 Blechkasten für Emplastrum Cantharidum ordinarium,

1 Pulverglas mit Glasstopfen zu etwa 250 ccm für Jodoformium,

1 Stopfenflasche mit Glasstopfen zu etwa 50 ccm für Kalium
bromatum pulveratum,

2 Stopfenflaschen mit Glasstopfen zu etwa 60 ccm in 1 ebenso
bezeichneten Blechkasten für Liquor Morphini hydrochlorici (die Spritze wird anderweitig untergebracht),

1 Stopfenflasche mit Glasstopfen zu etwa 290 ccm für Oleum
Olivarum,

1 Stopfenflasche mit Glasstopfen zu etwa 100 ccm für Oleum
Terebinthinae,

1 Pulverglas mit Glasstopfen zu etwa 250 ccm für Pulvis
    Liquiritiae compositus,
1 Stopfenflasche mit Glasstopfen zu etwa 290 ccm für Spiritus
    aethereus,
1 Stopfenflasche mit Glasstopfen zu etwa 290 ccm für Tinc-
    tura aromatica,
1 Porzellankruke zu etwa 150 ccm für Unguentum Plumbi,
6 Ersatz-Pulvergläser mit Glasstopfen zu etwa 250 ccm,
2 Ersatz-Stopfenflaschen mit Glasstopfen zu etwa 15 ccm,
2 runde Gläser mit Schraubverschluß für Katgut und für Seide.

Hinzugetreten:

4 gerade Korke für Tablettenröhren,
1 Tablettenröhre für Taschenbestecke mit Korkstopfen,
1 Stopfenflasche mit Glasstopfen zu etwa 100 ccm, bezeichnet
    „Tinctura Jodi (Jod 10 + Spiritus 90)“,
        in 1 ebenso bezeichneten mit durchtränktem Asbest
        ausgelegten Blechkasten,
8 Stopfenflaschen mit Glasstopfen zu etwa 30 ccm (= 50 g
    Chloroformium) mit Teilstrichen von 5 zu 5 g und
    eingepreßter Bezeichnung für Chloroformium pro narcosi,
1 Stopfenflasche mit Glasstopfen zu etwa 50 ccm für Kalium
    permanganicum,
1 Stopfenflasche mit Glasstopfen zu etwa 130 ccm für Oleum
    Terebinthinae,
1 Stopfenflasche mit Glasstopfen zu etwa 25 ccm für Tinctura
    Strychni,
1 Blechkasten für Unguentum Acidi borici,
1 bezeichnetes rundes Glas mit Schraubverschluß und Metall-
    deckel zu etwa 60 ccm für Unguentum molle.

Abgeändert:

1 Stopfenflasche zu etwa 25 ccm Acidum aceticum dilutum
    in Natrium bisulfosalicylicum,
1 Ersatz-Stopfenflasche zu etwa 15 ccm
    in Acidum hydrochloricum dilutum,
4 Stopfenflaschen zu etwa 100 ccm Chloroformium
    in Ersatzgefäße (ohne Aufschrift),
1 Blechbüchse Emplastrum adhaesivum extensum und Coll-
    emplastrum Zinci oxydati 20 v. H.
    in Collemplastrum Zinci oxydati,

1 Stopfenflasche zu etwa 50 ccm Cuprum sulfuricum
    in Oleum camphoratum forte,
2 Stopfenflaschen zu etwa 290 ccm Liquor Aluminii acetici
    in Liquor Aluminii acetico-tartarici,
1 Stopfenflasche zu etwa 25 ccm Oleum Menthae piperitae
    in Tinctura Colchici,
1 Stopfenflasche zu etwa 100 ccm Tinctura Jodi
    in Oleum Arachidis,
1 Stopfenflasche zu etwa 100 ccm Tinctura Valerianae
    in Tinctura Valerianae aetherea,
1 Ersatz-Pulverglas zu etwa 250 ccm
    in Talcum,
1 Ersatz-Stopfenflasche mit Glasstopfen zu etwa 100 ccm
    in Tinctura Chinae composita,
2 Ersatz-Stopfenflaschen mit Glasstopfen zu etwa 290 ccm
    erhalten Korkstopfen,

1 Blechkasten, bezeichnet { Acidum tannicum in Tabletten zu zu 0,06 g / Chininum hydrochloricum in Tabletten zu 0,3 g

(Scheidewand wird in die Mitte gerückt)

in { Tannalbin in Tabletten zu 0,5 g, / Chininum hydrochloricum in Tabletten zu 0,3 g,

1 Blechkasten, bezeichnet { Acidum acetylo-salicylicum in Tabletten zu 0,5 g / Pyrazolonum phenyldimethylicum in Tabletten zu 0,5 g

in { Acidum acetylosalicylicum, Ersatz für Aspirin, in Tabletten zu 0,5 g, / Pyrazolonum phenyldimethylicum, Ersatz für Antipyrin, in Tabletten zu 0,5 g,

1 Blechkasten, bezeichnet { Natrium carbonicum crudum in Tabletten zu 1 g, / Radix Rhei in Tabletten zu 0,5 g

in { Natrium carbonicum in Tabletten zu 1 g, / Rhizoma Rhei in Tabletten zu 0,5 g.

Arzneimittel.

Fortgefallen:

Acidum aceticum dilutum 20 g,
Acidum tannicum, 50 Tabletten zu 0,06 g,

Adeps Lanae cum Aqua 150 g,
Aether, 40 zugeschmolzene Glasröhren zu 1,5 ccm, in 4 Papp-
    schachteln,

je { Cocaïnum hydrochloricum 0,1 g / Morphinum hydrochloricum 0,025 g / Natrium chloratum 0,2 g } 10 Tabletten,

Cuprum sulfuricum 50 g,
Emplastrum adhaesivum extensum 4000 qcm,
Emplastrum Cantharidum ordinarium 100 g,
Kalium bromatum pulveratum 30 g,
Oleum Menthae piperitae 20 g,
Oleum Olivarum 200 g,
Pulvis Liquiritiae compositus 100 g,
Spiritus aethereus 200 g,
Tinctura aromatica 250 g,
Tinctura Jodi 80 g,
Unguentum Plumbi 150 g.

Hinzugetreten:

Coffeïnum-Natrium salicylicum, 60 zugeschmolzene Glasröhren
    zu 0,2 g in keimfreier Lösung von 1 ccm, in 6 Papp-
    schachteln,

je { Jodum 10 g / Kalium jodatum 3,5 g } 10 zugeschmolzene Glasröhren in 1 Pappschachtel,

Kalium permanganicum 30 g,
Natrium bisulfosalicylicum 10 g,

je { Novocain 0,5 g / Suprarenin bitartaricum 0,00182 g / Natrium chloratum 0,6 g } 10 zugeschmolzene Glasröhren in 1 Pappschachtel,

Oleum Arachidis 100 g,
Oleum camphoratum forte 30 g,
Scopolaminum hydrobromicum, 20 zugeschmolzene Glasröhren
    zu 0,0005 g in keimfreier Lösung von 1 ccm, in 2 Papp-
    schachteln,
Suprarenin, 10 zugeschmolzene Glasröhren zu 1 ccm 1 $^0/_{00}$ ige
    keimfreie Lösung, in 1 Pappschachtel,
Suprarenin, 10 zugeschmolzene Glasröhren zu 5 ccm 1 $^0/_{00}$ ige
    keimfreie Lösung, in 2 Pappschachteln,
Talcum 175 g,
Tannalbin, 50 Tabletten zu 0,5 g,
Tinctura Chinae composita 100 g,

Tinctura Colchici 20 g,
Tinctura Strychni 20 g,
Unguentum Acidi borici, 20 Zinnröhren mit Schraubverschluß
    zu 50 g,
Unguentum molle 50 g.

Ersetzt:
Acidum hydrochloricum dilutum 200 g
    durch Acidum hydrochloricum dilutum, 10 zugeschmolzene
        Glasröhren zu 10 g, in 2 Pappschachteln,
Chloroformium 400 g
    durch Chloroformium pro narcosi, 8 Stopfenflaschen zu
        etwa 30 ccm (= 50 g),
Collemplastrum Zinci oxydati 1000 qcm
    durch Collemplastrum Zinci oxydati, 14 Rollen zu 5 m ×
        2,5 cm, in je 1 Pappschachtel,
Liquor Aluminii acetici 500 g
    durch Liquor Aluminii acetico-tartarici 500 g,
Liquor Morphini hydrochlorici 80 g
    durch Morphinum hydrochloricum, 120 zugeschmolzene
        Glasröhren zu 0,02 g in keimfreier Lösung von 1 ccm,
        in 12 Pappschachteln,
Tinctura Valerianae 80 g
    durch Tinctura Valerianae aetherea 100 g,
Unguentum Formaldehydi, 80 Schiebedosen zu 25 g
    durch Unguentum Formaldehydi, 80 Zinnröhren mit
        Schraubverschluß zu 20 g.

Vermehrt:
Oleum Terebinthinae von 75 auf 100 g.

Verringert:
Acidum carbolicum liquefactum von 2000 g auf 600 g,
Chininum hydrochloricum von 110 auf 50 Tabletten zu 0,3 g,
Gummi arabicum pulveratum von 200 auf 100 g,
Jodoformium von 400 auf 100 g,
Morphinum hydrochloricum von 100 auf 50 Tabletten zu 0,01 g.

13. Kavalleriesanitätswagen.
Ärztliche Geräte.

Am Kavalleriebesteck ist folgendes geändert:
Ein Inhaltsverzeichnis auf Leinwandpapier ist in Buchform dem
Bestecke beigegeben.

Im Inhaltsverzeichnisse sind einige Instrumente genauer und richtiger bezeichnet worden.

Der scharfe Doppellöffel ist seinen Durchmessern nach gekennzeichnet:

„rund: 15 mm Durchmesser,

oval: 14 mm lang, 10 mm breit.“

Bei den Unterbindungspinzetten mit und ohne Häkchen ist „4,5 mm breit“ und „3 mm breit“ hinzugefügt.

Im Nadelbehälter ist bei den Darmnadeln mit federndem Öhre die Stärke „6 Nr. 1“, „6 Nr. 2“ hinzugefügt.

Auf dem Deckel des Nadelbehälters sind die 8 Größen der Heftnadeln aufgezeichnet. Bei den 4 Umstechungsnadeln ist „2 Nr. 1, 2 Nr. 2“ hinzugefügt.

Der Seidesterilisierkasten hat die Bezeichnung „Seide“ erhalten.

Die zu der Spritze zu 1 ccm im Metallkasten gehörenden Hohlnadeln und Reinigungsdrähte sind angeführt:

1 Hohlnadel, 4 cm lang, 0,9 mm stark,

2 Hohlnadeln, 3 cm lang, 0,7 mm stark,

12 Reinigungsdrähte in einem Metallrohre.

Der bisherige Trokar zum Bauchstich ist ersetzt durch den Trokar zum Blasenstiche. Seine Teile sind aufgeführt:

1 Griff des Trokars zum Blasenstiche,

1 Dorn des Trokars zum Blasenstiche, mit Schutzkappe,

1 Rohr des Trokars zum Blasenstiche, mit Einschieberöhre.

Für folgende Instrumente von Silber wird bei Neubeschaffung der Silberstempel gefordert:

Kanülen von Silber (800) für die Luftröhre,

Katheter von Silber (800) mit gefüllter Spitze, 5 $^2/_3$ mm stark,

    mit Reinigungsdraht,

Röhrchen von Silber (800) zur Nasenausstopfung,

Myrtenblattsonde von Silber (1000), 18 cm lang,

Öhrsonde von Silber (1000), 25 cm lang.

Fortgefallen:

1 gerinnte Steinsonde.

Hinzugetreten:

1 Bürste zum Reinigen von Kanülen,

1 Hohlmeißel für Fremdkörper im Auge,

2 leinene Putzlappen, 40 × 50 cm, die, in einem bezeichneten Leinwandbeutel, mit dem Schnallgurt auf dem Deckel des Besteckkastens befestigt sind.

Weitere Änderungen im Kavalleriesanitätswagen:

Ersetzt:

2 Spritzen zu 8 ccm zu Einspritzungen in die Harnröhre
von Zinn

durch 2 Spritzen zu Einspritzungen in die Harnröhre zu
12 ccm von Glas
in 1 bezeichneten Holzklotze mit Deckel.

Hinzugetreten:

1 Magenrohr von Weichgummi mit gefüllter Spitze, 70 cm lang,
11 mm stark.

Verbandmittel.

Fortgefallen:

50 m̄ leinenes Band in 1 Segelleinwandtasche.

Hinzugetreten:

4 Papierbeutel für Bruchbänder.

Apothekengeräte.

Fortgefallen:

2 Stopfenflaschen mit Glasstopfen zu etwa 290 ccm für
Acidum carbolicum liquefactum,
3 Stopfenflaschen mit Glasstopfen zu etwa 100 ccm für
Chloroformium,
1 Tablettenröhre für Cocaïnum hydrochloricum $+$ Morphinum
hydrochloricum $+$ Natrium chloratum.
1 Blechbüchse für Emplastrum adhaesivum extensum,
1 Pulverglas mit Glasstopfen zu etwa 250 ccm für Jodoformium,
1 Tablettenröhre für Morphinum hydrochloricum,
1 Blechkasten für Senfpapier.

Hinzugetreten:

1 Stopfenflasche mit Glasstopfen zu etwa 100 ccm, bezeichnet
„Tinctura Jodi (Jod 10 + Spiritus 90)"
in 1 ebenso bezeichneten mit durchtränktem Asbest
ausgelegten Blechkasten,
7 Stopfenflaschen mit Glasstopfen zu etwa 30 ccm ($=$ 50 g
Chloroformium) mit Teilstrichen von 5 zu 5 g, Zinkleimverschluß und eingepreßter Bezeichnung für Chloroformium pro narcosi,

1 Stopfenflasche mit Glasstopfen zu etwa 30 ccm für Cocaïnum
    hydrochloricum,
1 Stopfenflasche mit Glasstopfen zu etwa 50 ccm für Jodo-
    formium,
1 Stopfenflasche mit Glasstopfen zu etwa 30 ccm für Oleum
    camphoratum forte,
1 Stopfenflasche mit Glasstopfen zu etwa 100 ccm für Oleum
    Terebinthinae,
1 Stopfenflasche mit Glasstopfen zu etwa 30 ccm für Tinctura
    Colchici,
1 Stopfenflasche mit Glasstopfen zu etwa 30 ccm für Tinctura
    Strychni,
1 Blechkasten für Unguentum Acidi borici,
1 Tablettenröhre zum Vorrat,
1 Tasche von wasserdichtem Zwirntuche für Senfpapier.

Abgeändert:

1 Tablettenröhre Acidum tannicum in Tabletten zu 0,06 g
    in Tannalbin in Tabletten zu 0,5 g,
1 rundes Glas mit Schraubverschluß und Metalldeckel Adeps
Lanae cum Aqua
    in Unguentum molle,
1 Pulverglas zu etwa 250 ccm Jodoformium
    in Talcum,
1 Stopfenflasche mit Glasstopfen zu etwa 100 ccm Liquor
Morphini hydrochlorici
    in Liquor Aluminii acetico-tartarici (die Flasche erhält
      einen Korkstopfen),
1 Stopfenflasche zu etwa 100 ccm Oleum camphoratum
    in Tinctura Valerianae aetherea,
1 Tablettenröhre Radix Rhei in Tabletten zu 0,5 g
    in Rhizoma Rhei in Tabletten zu 0,5 g,
1 Tablettenröhre Acidum acetylo-salicylicum in Tabletten zu
0,5 g
    in Acidum acetylosalicylicum, Ersatz für Aspirin, in
      Tabletten zu 0,5 g,
4 Tablettenröhren Pyrazolonum phenyldimethylicum in Tabletten zu 0,5 g
    in Pyrazolonum phenyldimethylicum, Ersatz für Anti-
      pyrin, in Tabletten zu 0,5 g.

Gefäße für Krankenverpflegungsvorrat.

Fortgefallen:

2 Stopfenflaschen mit Glasstopfen zu etwa 500 ccm für
Kognak.

Abgeändert:

1 Blechkasten Schokolade
in Schokolade, Zucker (unter Einfügung einer Scheidewand).

Arzneimittel.

Fortgefallen:

Acidum tannicum, 30 Tabletten zu 0,06 g,
Adeps Lanae cum Aqua 100 g,
Aether, 30 zugeschmolzene Glasröhren zu 1,5 ccm, in 3 Pappschachteln,

je $\left\{\begin{array}{l}\text{Cocaïnum hydrochloricum 0,1 g}\\\text{Morphinum hydrochloricum 0,025 g}\\\text{Natrium chloratum 0,2 g}\end{array}\right\}$ 15 Tabletten,

Emplastrum adhaesivum extensum 2000 qcm.

Hinzugetreten:

Cocaïnum hydrochloricum 5 g,
Coffeïnum-Natrium salicylicum, 50 zugeschmolzene Glasröhren
zu 0,2 g in keimfreier Lösung von 1 ccm, in 5 Pappschachteln,
Collemplastrum Zinci oxydati, 10 Rollen zu 5 m $\times$ 2,5 cm, in
in je 1 Pappschachtel,

je $\left\{\begin{array}{l}\text{Jodum 10 g}\\\text{Kalium jodatum 3,5 g}\end{array}\right\}$ 10 zugeschmolzene Glasröhren in 1 Pappschachtel,

Liquor Aluminii acetico-tartarici 100 g,

je $\left\{\begin{array}{l}\text{Novocain 0,5 g}\\\text{Suprarenin bitartaricum 0,00182 g}\\\text{Natrium chloratum 0,6 g}\end{array}\right\}$ 5 zugeschmolzene Glasröhren in 1 Pappschachtel,

Oleum Terebinthinae 75 g,
Scopolaminum hydrobromicum, 10 zugeschmolzene Glasröhren
zu 0,0005 g in keimfreier Lösung von 1 ccm, in 1 Pappschachtel,
Suprarenin, 5 zugeschmolzene Glasröhren zu 1 ccm 1 $^0/_{00}$ ige
keimfreie Lösung, in 1 Pappschachtel,

Suprarenin, 5 zugeschmolzene Glasröhren zu 5 ccm 1 %/₀₀ ige
keimfreie Lösung, in 1 Pappschachtel,
Talcum 150 g,
Tannalbin, 30 Tabletten zu 0,5 g,
Tinctura Colchici 20 g,
Tinctura Strychni 20 g,
Tinctura Valerianae aetherea 80 g,
Unguentum Acidi borici, 10 Zinnröhren mit Schraubverschluß
zu 50 g,
Unguentum molle 50 g.

Ersetzt:

Chloroformium 375 g
durch Chloroformium pro narcosi, 7 Stopfenflaschen zu
etwa 30 ccm (= 50 g),
Liquor Morphini hydrochlorici 80 g
durch Morphinum hydrochloricum, 80 zugeschmolzene
Glasröhren zu 0,02 g in keimfreier Lösung von 1 ccm,
in 8 Pappschachteln,
Oleum camphoratum 100 g
durch Oleum camphoratum forte 30 g.

Verringert:

Acidum carbolicum liquefactum von 900 auf 300 g,
Chininum hydrochloricum von 60 auf 50 Tabletten zu 0,3 g,
Jodoformium von 500 auf 50 g,
Morphinum hydrochloricum von 60 auf 30 Tabletten zu
0,01 g.

Krankenverpflegungsvorrat.

Fortgefallen:

Kognak 1 l.

Hinzugetreten:

Zucker, in Stücken, 0,5 kg.

Verringert:

Schokolade von 2 auf 1 kg.

14. Sanitätsvorratswagen.

Allgemeines.

Eine 10. Kiste unter dem Wagenplane für Pflaster, Salben, Seife
ist hinzugetreten.

Ärztliche Geräte.

Betreffs der Veränderungen am Kavalleriebestecke siehe Kavalleriesanitätswagen.

Ersetzt:

6 Spritzen zu 8 ccm zu Einspritzungen in die Harnröhre von Zinn
durch 6 Spritzen zu Einspritzungen in die Harnröhre zu
12 ccm von Glas, in Wellpappe verpackt,
2 Krankenthermometer in je 1 Holzhülse
durch 2 Thermometer bis 100° in je 1 Holzhülse.

Hinzugetreten:

1 Beckenbänkchen.

Verbandmittel.

Fortgefallen:

200 m leinenes Band.

Ersetzt:

2 Preßstücke zu 1 kg gewöhnliche Watte in 6 Rollen
durch 20 Preßstücke zu 100 g gewöhnliche Watte.

Apothekengeräte.

Wegen der Änderungen an den Apothekengeräten der 2 Satz Kisten des Kavalleriesanitätswagens siehe Kavalleriesanitätswagen.

Fortgefallen:

2 Stopfenflaschen mit Glasstopfen zu etwa 1200 ccm für
Acidum carbolicum liquefactum,
1 Porzellankruke zu etwa 500 ccm für Adeps Lanae cum Aqua,
1 Blechkasten für Chininum hydrochloricum, in Tabletten zu
0,3 g,
1 Stopfenflasche mit Glasstopfen zu etwa 500 ccm für
Chloroformium,
1 Blechkasten für Emplastrum adhaesivum extensum,
1 Pulverglas zu etwa 750 ccm für Jodoformium,
1 Blechkasten für Morphinum hydrochloricum, in Tabletten
zu 0,01 g,
1 Blechkasten für Pulvis Ipecacuanhae opiatus, in Tabletten
zu 0,3 g,
1 Blechkasten für Tablettae solventes.

Hinzugetreten:

25 gerade Korke für Tablettenröhren,
6 Tablettenröhren für Taschenbestecke mit Korkstopfen,

4 Tropfgläser zu etwa 5 ccm für Taschenbestecke,
40 Stopfenflaschen mit Glasstopfen zu etwa 30 ccm (= 50 g
Chloroformium) mit Teilstrichen von 5 zu 5 g, Zinkleimverschluß und eingepreßter Bezeichnung für Chloroformium pro narcosi,
1 Stopfenflasche mit Glasstopfen zu etwa 30 ccm für Cocaïnum
hydrochloricum,
1 Pulverglas mit Glasstopfen zu etwa 200 ccm für Jodoformium,
1 Stopfenflasche mit Glasstopfen zu etwa 20 ccm für Natrium
bisulfosalicylicum,
1 Stopfenflasche mit Glasstopfen zu etwa 200 ccm für Oleum
camphoratum forte,
1 Stopfenflasche mit Glasstopfen zu etwa 200 ccm für Oleum
Terebinthinae,
1 Stopfenflasche mit Glasstopfen zu etwa 20 ccm für Pilocarpinum hydrochloricum,
1 Stopfenflasche mit Glasstopfen zu etwa 200 ccm für Solutio
Fehling I,
1 Stopfenflasche mit Glasstopfen zu etwa 200 ccm für Solutio
Fehling II,
1 Stopfenflasche mit Glasstopfen zu etwa 125 ccm für Tinctura Colchici,
1 Stopfenflasche mit Glasstopfen zu etwa 125 ccm für Tinctura Strychni,
1 Stopfenflasche mit Glasstopfen zu etwa 200 ccm für Tinctura
Valerianae aetherea,
1 rundes Glas mit Schraubverschluß und Metalldeckel zu
etwa 150 ccm für Unguentum molle,
1 Stopfenflasche mit Glasstopfen zu etwa 20 ccm zum Vorrat.

Abgeändert:
1 Stopfenflasche zu etwa 500 ccm Chloroformium
in Glycerinum,
1 Stopfenflasche mit Glasstopfen zu etwa 500 ccm Oleum
camphoratum
in Liquor Aluminii acetico-tartarici (die Flasche erhält
einen Korkstopfen),
1 Stopfenflasche zu etwa 500 ccm Liquor Morphini hydrochlorici
in Talcum,
1 Blechkasten bezeichnet Acidum tannicum in Tabletten zu 0,06 g
in Tannalbin in Tabletten zu 0,5 g,

1 Blechkasten bezeichnet Radix Rhei in Tabletten zu 0,5 g
    in Rhizoma Rhei in Tabletten zu 0,5 g,
1 Blechkasten, bezeichnet Acidum acetylo-salicylicum,

in   { Acidum acetylosalicylicum, Ersatz für Aspirin, in
        Tabletten zu 0,5 g,
      Chininum hydrochloricum in Tabletten zu 0,3 g,
unter Einfügung einer Scheidewand,

1 Blechkasten, bezeichnet {
    Atropinum sulfuricum in Tabletten zu 0,001 g,
    Cocaïnum hydrochloricum 0,1 g,
    Morphinum hydrochloricum 0,025 g, Natrium chloratum 0,2 g in Tabletten,

in { Atropinum sulfuricum in Tabletten zu 0,001 g,
    Morphinum hydrochloricum in Tabletten zu 0,01 g,
unter Einfügung einer Scheidewand.

Gefäße für Krankenverpflegungsvorrat.
Abgeändert:
1 Blechkasten Schokolade
    in Zucker.

Arzneimittel.
Wegen der Änderungen an den Arzneimitteln der 2 Satz Kisten des Sanitätsvorratswagens siehe Kavalleriesanitätswagen.

Fortgefallen:
Acidum tannicum, 140 Tabletten zu 0,06 g,
Adeps Lanae cum Aqua 500 g,
Aether, 140 zugeschmolzene Glasröhren zu 1,5 ccm, in 14 Pappschachteln,

je { Cocaïnum hydrochloricum 0,1 g
    Morphinum hydrochloricum 0,025 g } 75 Tabletten,
    Natrium chloratum 0,2 g
Emplastrum adhaesivum extensum 18 000 qcm.

Hinzugetreten:
Cocaïnum hydrochloricum 10 g,
Coffeïnum-Natrium salicylicum, 300 zugeschmolzene Glasröhren zu 0,2 g in keimfreier Lösung von 1 ccm, in 30 Pappschachteln,
Collemplastrum Zinci oxydati, 60 Rollen zu 5 m $\times$ 2,5 cm, in je 1 Pappschachtel,

Glycerinum 500 g,

je { Jodum . 10 g / 30 zugeschmolzene Glasröhren,
{ Kalium jodatum 3,5 g / in 3 Pappschachteln,

Kautschuklösung (Radfahrerkitt), 4 Zinnröhren mit Schraub-
    verschluß zu 10—15 g,

Liquor Aluminii acetico-tartarici 600 g,

Natrium bisulfosalicylicum 20 g,

je { Novocain 0,5 g / 20 zugeschmolzene Glas-
{ Suprarenin bitartaricum 0,00182 g / röhren, in 2 Papp-
{ Natrium chloratum 0,6 g / schachteln,

Oleum Terebinthinae 150 g,

Pilocarpinum hydrochloricum 5 g,

Scopolaminum hydrobromicum, 50 zugeschmolzene Glasröhren
    zu 0,0005 g in keimfreier Lösung von 1 ccm, in 5 Papp-
    schachteln,

Solutio Fehling I 200 g,

Solutio Fehling II 200 g,

Suprarenin, 20 zugeschmolzene Glasröhren zu 1 ccm $1^0/_{00}$ ige
    keimfreie Lösung, in 2 Pappschachteln,

Suprarenin, 20 zugeschmolzene Glasröhren zu 5 ccm $1^0/_{00}$ ige
    keimfreie Lösung, in 4 Pappschachteln,

Talcum 300 g,

Tannalbin, 140 Tabletten zu 0,5 g,

Tinctura Colchici 100 g,

Tinctura Strychni 100 g,

Tinctura Valerianae aetherea 160 g,

Unguentum Acidi borici, 100 Zinnröhren mit Schraubverschluß
    zu 50 g,

Unguentum molle 100 g.

Ersetzt:

Chloroformium 1250 g
    durch Chloroformium pro narcosi, 40 Stopfenflaschen zu
    etwa 30 ccm (= 50 g),

Liquor Morphini hydrochlorici 540 g
    durch Morphinum hydrochloricum, 400 zugeschmolzene
    Glasröhren zu 0,02 g in keimfreier Lösung von 1 ccm,
    in 40 Pappschachteln,

Oleum camphoratum 500 g
    durch Oleum camphoratum forte 200 g,

Unguentum Formaldehydi, 10 Schiebedosen zu 25 g
durch Unguentum Formaldehydi, 10 Zinnröhren mit Schraubverschluß zu 20 g.

Verringert:

Acidum carbolicum liquefactum von 3300 auf 1100 g,
Chininum hydrochloricum von 200 auf 100 Tabletten zu 0,3 g,
Jodoformium von 1000 auf 200 g,
Morphinum hydrochloricum von 220 auf 120 Tabletten zu 0,01 g.

Wirtschaftsgeräte.
Hinzugetreten:

12 Krankendecken.

Krankenverpflegungsvorrat.
Hinzugetreten:

Zucker, in Stücken, 2,5 kg.

Verringert:

Schokolade von 6 auf 3 kg.

15. Sanitätskompagnie.
Allgemeines.

Bei dem Sanitätswagen 1912 wird eine Gewichtsverminderung von etwa 200 kg erzielt.

Die Änderungen an dem Sanitätswagen 67 und 95 sind folgende:

Ärztliche Geräte.

Am Hauptbestecke ist folgendes geändert:

Ein Inhaltsverzeichnis auf Leinwandpapier ist im Deckel des Holzkastens befestigt.

Im Inhaltsverzeichnisse sind einige Instrumente genauer und richtiger bezeichnet worden:

Spitzes Resektionsmesser, bisher starkes, spitzes Resektionsmesser.
Kleines, spitzes Skalpell, bisher mittleres, spitzes Skalpell.
Spitze Resektionshaken, bisher starke, spitze Resektionshaken.
Doppeltes Raspatorium, bisher doppeltes Elevatorium.
Runder, scharfer Löffel, bisher runder, großer, scharfer Löffel.
Unterbindungspinzette mit Häkchen, 3,5 mm breit, ⎫ bisher ohne An-
Unterbindungspinzette, 4,5 mm breit,　　　　　　⎭ gabe der Breite.
Lange Kornzange mit Lappenverschluß, bisher Kugelzange mit Lappenverschluß.

Kurze Kornzange, bisher kurze Kugelzange.

Einzinkige Hakenzange, bisher amerikanische Kugelzange.

Zweizinkige Hakenzange, bisher gerade Hakenzange.

Zange zum Abkneifen von Draht oder von Knochen, bisher Zange zum Abkneifen von Draht.

Hohlsonde von Stahl mit Unterbindungsnadel, bisher mit abgebogenem Griffe.

Elastisches Magenrohr von Seide, 60—65 cm lang, 10 mm stark.

Für die Instrumente von Silber wird bei Neubeschaffungen der Silberstempel gefordert:

> 2 Kanülen von Silber (800) für die Luftröhre,
> Katheter von Silber (800) mit gefüllter Spitze, $7\,{}^2\!/_3$ und
> > $5\,{}^2\!/_3$ mm stark, mit Reinigungsdraht,
>
> Myrtenblattsonde von Silber (1000), 18 cm lang,
> Öhrsonde von Silber (1000), 25 cm lang,
> Röhrchen von Silber (800) zur Nasenausstopfung.

Die in einer Metallbüchse untergebrachten Bohrer und Pfriemen sind nach Menge, Länge und Stärke angeführt:

> 6 Bohrer: 2 : 7,5 cm lang, 3 mm stark,
> > 2 : 6,5 cm lang, 2 mm stark,
> > 2 : 5 cm lang, 1,5 mm stark.
>
> 2 Pfriemen mit Öhr:
> > 1 : 6,5 cm lang, 2 mm stark,
> > 1 : 6,5 cm lang, 1,5 mm stark.

Die Trokare zum Bauchstiche, Blasenstiche, Wasserbruchstiche sind mit je 1 Schutzkappe versehen.

Im Inhaltsverzeichnisse sind die Trokarteile aufgeführt:

> Trokar (Trokardorn mit Trokarrohr) zum Bauchstiche mit
> > Schutzkappe.
>
> Rohr des Trokars zum Blasenstiche mit Einschieberöhre (die
> > Docke auf dem Boden des Kastens im Längsfache).
>
> Trokar (Trokardorn mit Trokarrohr) zum Wasserbruchstiche,
> > mit Schutzkappe.

Der Silberdraht ist ersetzt durch Aluminiumbronzedraht:

> 1 Rolle, 1,5 m lang, 1 mm stark,
> 2 Rollen, 1,5 m lang, 0,6 mm stark,
> 2 Rollen, 1,5 m lang, 0,5 mm stark.

Auf dem Deckel des Nadelbehälters sind die 8 Größen der Heftnadeln aufgezeichnet.

Die zu der Spritze zu 1 ccm im Metallkasten gehörenden Hohlnadeln und Reinigungsdrähte sind angeführt:

1 Hohlnadel, 4 cm lang, 0,9 mm stark,
2 Hohlnadeln, 3 cm lang, 0,7 mm stark,
12 Reinigungsdrähte in einem Metallrohre.

Bei Neubeschaffungen erhalten die Einsätze Zeichnungen auf Leinwandpapier an Stelle der Zeichnungen auf Leinwand.

Der Segelleinwandbezug trägt die Bezeichnung „Hauptbesteck" am unteren Teile der beiden Schmalseiten. Der Tragriemen ist mit H B, Bestecknummer und Beschaffungsjahr bezeichnet.

Zwischen Segelleinwandbezug und Deckel des Holzkastens sind 2 leinene Putzlappen, 40 × 50 cm, in einem bezeichneten Leinwandbeutel untergebracht.

Am Sammelbestecke ist folgendes geändert:

Ein Inhaltsverzeichnis auf Leinwandpapier im Deckel des Holzkastens ist hinzugetreten.

Der im Holzkasten unterzubringende Gummistopfen mit Schlauch und 2 Verbindungschläuche zur Spritze zu 100 ccm werden im Frieden im Gummischrank aufbewahrt.

Fortgefallen:

1 Ätzmittelträger,
1 Taschenbesteck,
1 scharfes Häkchen für das Auge,
1 Hörrohr.

Hinzugetreten:

1 Stimmgabel a^1 mit 435 Doppelschwingungen,
1 Chalazionpinzette mit Schraube,
1 Probetrommel für Augeninstrumente, Nadeln und Hohlnadeln, mit Vorratleder,
    in 1 bezeichneten Holzkasten,
3 Sehproben-Tafeln, Kern u. Scholz I, II, VI, auf Leinwand aufgezogen,
    in 1 bezeichneten Leinwandpapierumschlage.

Abgeändert:

2 Diszisionsnadeln, die verlängert wurden.

Ersetzt:

1 der rechtwinklig gebogenen Schielhaken
    durch 1 stumpfwinklig gebogenen.

Im Inhaltsverzeichnisse sind einige Instrumente genauer und richtiger bezeichnet worden:

    1 Irisschere mittlerer Stärke mit abgerundeter Spitze, bisher
    1 gebogene abgerundete Schere mittlerer Stärke,

1 Refraktionsaugenspiegel mit 2 Sammelgläsern mit einer
Brechungskraft von 20 und 13 Meterlinsen in Metallfassung und 1 Hohlspiegel in einer Gabel
in 1 bezeichneten Holzkasten,
bisher Refraktionsaugenspiegel.

Die Aufschriften auf den Metallkästen der Spritzen zu 1 ccm:
„Aether“, „Kampheröl“ fallen fort.

Die zu den Spritzen gehörenden Hohlnadeln und Reinigungsdrähte
sind aufgeführt:

4 Spritzen zu 1 ccm in je 1 Metallkasten, dazu:

je $\left\{\begin{array}{l} \text{1 Hohlnadel, 4 cm lang, 0,9 mm stark,} \\ \text{2 Hohlnadeln, 3 cm lang, 0,7 mm stark,} \\ \text{12 Reinigungsdrähte in einem Metallrohre.} \end{array}\right.$

Bei dem Reflektor ist der Durchmesser 9 cm hinzugefügt.

Bei dem Trokare (Trokarrohr und Dorn) (bisher Stopfer) zu
Einstichen in das Lendenwirbelrohr (bisher Lendenwirbelkanal),
10 cm lang, 1,6 cm breit, ist „passend zur Spritze zu 5 ccm“ hinzugefügt.

Die Spritze zu 100 cm ist durch den Zusatz „mit einem Drei-
wegehahn“ genauer bezeichnet. Beim Doppelhahne mit Gummistopfen
ist der bisher nicht erwähnte „Schlauch mit Saugfuß“ hinzugefügt.
Die· 2 Verbindungschläuche sind durch den Zusatz „von Durit mit
je 2 Ansätzen“ genauer bezeichnet.

Der bisher als zerlegbar bezeichnete Wundhaken ist mit seinen
Bestandteilen:

1 stumpfer Wundhaken, 5 cm breit,
1 Griff zum stumpfen Wundhaken
angeführt.

Es sind genauer bezeichnet die gebogene und die gerade Darm-
klemme durch „22 cm lang, 7 mm breit“, die 3 Darmknöpfe durch
Hinzufügen der Größe „Nr. 2, 3, 4“, die Arterienklemmen durch
„5,5 mm, 4,5 mm, 2,5 mm breit“.

Der Duritschlauch, 1 m lang, erhält den Zusatz „zum Vorrate
für die Spritze zu 100 ccm“.

Der Blechkasten für den harten Abziehstein, die Segelleinwandtasche für die 6 Zahnzangen, die Segelleinwandtasche für die Arterienklemmen usw. erhalten Bezeichnungen.

Der Segelleinwandbezug trägt die Bezeichnung „Sammelbesteck“
am unteren Teile der beiden Schmalseiten. Der Tragriemen ist mit
SB, Bestecknummer und Beschaffungsjahr bezeichnet.

Zwischen Segelleinwandbezug und Deckel des Holzkastens sind 2 leinene Putzlappen, 40 × 50 cm, in 1 bezeichneten Leinwandbeutel untergebracht.

Weitere Änderungen in den Sanitätswagen:
Ersetzt:

2 Spritzen zu 8 ccm zu Einspritzungen in die Harnröhre von Zinn in Holzbüchse
> durch 2 Spritzen zu Einspritzungen in die Harnröhre zu 12 ccm von Glas
>> in je 1 bezeichneten Holzklotze mit Deckel,

2 Krankenthermometer in je 1 Holzhülse
> durch 2 Thermometer bis 100° in je 1 Holzhülse.

Fortgefallen:

2 Verbandkästen von Blech,
2 Halbmeterstäbe,
12 kleine Beinschienen.

Verringert:

Die runden Eimer von Blech von 4 auf 2.

Vermehrt:

Die Lichte jedes Operationsleuchters von 8 auf 12.

Verbandmittel.
Ersetzt:

2 Preßstücke zu 1 kg gewöhnliche Watte in 6 Rollen
> durch 20 Preßstücke zu 100 g gewöhnliche Watte.

Fortgefallen:

2 doppelte Bruchbänder,
120 m leinenes Band.

Apothekengeräte.
Fortgefallen:

2 Einsatzgewichte von Messing zu 500 g,
2 Pfannen von Kupfer zu 600 ccm,
2 Stopfenflaschen mit Glasstopfen zu etwa 250 ccm für Acidum carbolicum liquefactum,
2 Stopfenflaschen mit Glasstopfen zu etwa 130 ccm für Acidum hydrochloricum dilutum,
24 Stopfenflaschen mit Korkstopfen zu etwa 100 ccm und 2 Blechkästen für Chloroformium,
2 Blechkästen für Collemplastrum Zinci oxydati,

3*

2 Blechbüchsen und 2 Blechkästen für Emplastrum adhaesivum
  extensum,
2 Blechkästen für Emplastrum Cantharidum ordinarium und
  Emplastrum Cerussae,
2 Stopfenflaschen mit Glasstopfen zu etwa 600 ccm für
  Glycerinum,
2 Pulvergläser mit Glasstopfen zu etwa 500 ccm für Gummi
  arabicum pulveratum,
6 Pulvergläser mit Glasstopfen zu etwa 250 ccm für Jodoformium,
2 Blechkästen für 600 Tabletten Morphinum hydrochloricum,
2 Pulvergläser mit Glasstopfen zu etwa 500 ccm für Natrium
  bicarbonicum pulveratum.

Hinzugetreten:

2 Stopfenflaschen mit Glasstopfen zu etwa 100 ccm, bezeichnet
  „Tinctura Jodi (Jod 10 + Spiritus 90)“,
    in je 1 ebenso bezeichneten, mit durchtränktem Asbest
      ausgelegten Blechkasten,
70 Stopfenflaschen mit Glasstopfen zu etwa 30 ccm (= 50 g
  Chloroformium) mit Teilstrichen von 5 zu 5 g, Zinkleimverschluß und eingepreßter Bezeichnung und 2 ge-
  fächerte Blechkästen für Chloroformium pro narcosi,
2 Klappdeckel von Blech für die Fächer für Unguentum Acidi
  borici.

Abgeändert:

2 Stopfenflaschen zu etwa 250 ccm Acidum carbolicum liquefactum
    in Liquor Aluminii acetico-tartarici (die Flaschen er-
      halten Korkstopfen),
2 Stopfenflaschen zu etwa 130 ccm Acidum carbolicum liquefactum
    in Oleum camphoratum forte,
2 Blechkästen Acidum tannicum in Tabletten zu 0,06 g
    in Tannalbin in Tabletten zu 0,5 g,
2 Porzellankruken zu etwa 150 ccm für Adeps Lanae cum Aqua
    in Unguentum molle,
2 Blechkästen Chininum hydrochloricum in Tabletten zu 0,3 g
    in Morphinum hydrochloricum in Tabletten zu 0,01 g,
2 Stopfenflaschen zu etwa 370 ccm Chloroformium
    in Tinctura Valerianae aetherea,

2 Stopfenflaschen zu etwa 75 ccm Cuprum sulfuricum
    in Jodoformium,
2 Stopfenflaschen zu etwa 30 ccm Fuchsinum
    in Ersatz-Stopfenflaschen (ohne Bezeichnung),
2 Pulvergläser zu etwa 125 ccm und 2 Blechdeckel Hydrar-
    gyrum bichloratum pulveratum
       in Atropinum sulfuricum in Tabletten zu 0,001 g,
2 Stopfenflaschen zu etwa 60 ccm Liquor Morphini hydrochlorici
    in Tinctura Strychni,
2 Stopfenflaschen zu etwa 130 ccm Mixtura sulfurica acida
    in Oleum Terebinthinae,
2 Stopfenflaschen zu etwa 130 ccm Oleum camphoratum
    in Tinctura Colchici,
2 Stopfenflaschen zu etwa 20 ccm Oleum Menthae piperitae
    in Acidum hydrochloricum dilutum,
2 Stopfenflaschen zu etwa 370 ccm Oleum Olivarum
    in Oleum Arachidis,
2 Stopfenflaschen zu etwa 370 ccm Spiritus aethereus
    in Glycerinum,
2 Stopfenflaschen zu etwa 600 ccm Tinctura aromatica
    in Tinctura Chinae composita,
2 Stopfenflaschen zu etwa 130 ccm Tinctura Jodi
    in Gummi arabicum pulveratum,
2 Ersatz-Pulvergläser zu etwa 500 cçm
    in Talcum,
2 Blechkästen zum Ersatz
    in Charta sinapisata,
2 Blechkästen Acidum acetylo-salicylicum in Tabletten zu 0,5 g
     in Acidum acetylosalicylicum, Ersatz für Aspirin, in
      Tabletten zu 0,5 g,
2 Blechkästen Pyrazolonum phenyldimethylicum in Tabletten
    zu 0,5 g
     in Pyrazolonum phenyldimethylicum, Ersatz für Anti-
      pyrin, in Tabletten zu 0,5 g,
2 Blechkästen Radix Rhei in Tabletten zu 0,5 g
    in Rhizoma Rhei in Tabletten zu 0,5 g.

Arzneimittel.

Fortgefallen:

Acidum tannicum, 200 Tabletten zu 0,06 g,
Adeps Lanae cum Aqua 250 g,

Aether, 100 zugeschmolzene Glasröhren zu 1,5 ccm, in 10 Papp-
schachteln,
Chininum hydrochloricum, 200 Tabletten zu 0,3 g,
Cuprum sulfuricum 50 g,
Emplastrum adhaesivum extensum 20000 qcm,
Emplastrum Cantharidum ordinarium 150 g,
Emplastrum Cerussae 200 g,
Fuchsinum 15 g,
Hydrargyrum bichloratum pulveratum 600 g,
Mixtura sulfurica acida 250 g,
Natrium bicarbonicum pulveratum 750 g,
Oleum Menthae piperitae 30 g,
Oleum Olivarum 500 g,
Spiritus aethereus 500 g,
Tinctura aromatica 1000 g,
Tinctura Jodi 150 g.

Hinzugetreten:

Atropinum sulfuricum, 100 Tabletten zu 0,001 g,
Coffeïnum-Natrium salicylicum, 400 zugeschmolzene Glasröhren
zu 0,2 g in keimfreier Lösung von 1 ccm, in 40 Papp-
schachteln,
je { Jodum 10 g   } 20 zugeschmolzene Glasröhren, in
   { Kalium jodatum 3,5 g   }   2 Pappschachteln,
Liquor Aluminii acetico-tartarici 500 g,
je { Novocain 0,05 g,   } 40 zugeschmolzene Glas-
   { Suprarenin bitartaricum 0,00182 g }   röhren, in 4 Papp-
   { Natrium chloratum 0,6 g   }   schachteln,
Oleum Arachidis 500 g,
Oleum Terebinthinae 200 g,
Scopolaminum hydrobromicum, 80 zugeschmolzene Glasröhren
zu 0,0005 g in keimfreier Lösung von 1 ccm, in 8 Papp-
schachteln,
Suprarenin, 20 zugeschmolzene Glasröhren zu 1 ccm 1 $^0/_{00}$ige
keimfreie Lösung, in 2 Pappschachteln,
Suprarenin, 20 zugeschmolzene Glasröhren zu 5 ccm 1 $^0/_{00}$ige
keimfreie Lösung, in 4 Pappschachteln,
Talcum 500 g,
Tannalbin zu 0,5 g, 200 Tabletten,
Tinctura Chinae composita 1000 g,

Tinctura Colchici 500 g,
Tinctura Strychni 100 g,
Tinctura Valerianae aetherea 500 g,
Unguentum Acidi borici, 200 Zinnröhren mit Schraubverschluß
    zu 50 g,
Unguentum molle 200 g.

Ersetzt:

Acidum hydrochloricum dilutum 250 g
    durch Acidum hydrochloricum dilutum, 20 zugeschmolzene
      Glasröhren zu 10 g, in 4 Pappschachteln,
Chloroformium 3500 g
    durch Chloroformium pro narcosi, 70 Stopfenflaschen zu
      etwa 30 ccm (= 50 g),
Collemplastrum Zinci oxydati 2000 qcm
    durch 50 Rollen zu 5 m $\times$ 2,5 cm, in je 1 Pappschachtel,
Liquor Morphini hydrochlorici 100 g
    durch Morphinum hydrochloricum, 260 zugeschmolzene
      Glasröhren zu 0,02 g in keimfreier Lösung von 1 ccm,
      in 26 Pappschachteln,
Oleum camphoratum 200 g
    durch Oleum camphoratum forte 100 g,
Unguentum Formaldehydi, 40 Schiebedosen zu 25 g
    durch Unguentum Formaldehydi, 40 Zinnröhren mit
      Schraubverschluß zu 20 g.

Verringert:

Acidum carbolicum liquefactum von 2250 auf 1000 g,
Glycerinum von 1400 auf 700 g,
Gummi arabicum pulveratum von 500 auf 250 g,
Jodoformium von 2400 auf 200 g,
Morphinum hydrochloricum von 600 auf 200 Tabletten zu 0,01 g.

Wirtschaftsgeräte.

Fortgefallen:

2 Kasserollen zu 6 l,
2 Kneifzangen,
2 Teekessel, sofern die Feldküche bereits vorhanden.

Ersetzt:

2 Teekessel zu 11,5 l durch 2 Teekessel zu 5 l.

Verringert:

Hähne von Messing von 6 auf 4,
Harngefäße von 6 auf 2,
Kaffeemühlen von 4 auf 2.

Vermehrt:

Eßlöffel von Metall von 12 auf 60.

Krankenverpflegungsvorrat.

Fortgefallen:

Kornbranntwein, 6 Flaschen.

Verringert:

Schwerer Wein von 68 auf 30 Flaschen.

16. Feldlazarett.

Allgemeines.

Bei dem Sanitätswagen 1912 wird eine Gewichtsverminderung von etwa 200 kg erzielt.

Die Änderungen an je 2 Sanitätswagen 67 und 95 sind folgende:

Ärztliche Geräte.

Betreffs der im Haupt- und im Sammelbesteck eingetretenen Änderungen siehe Abschnitt: Sanitätskompagnie.

Fortgefallen:

1 Sezierbesteck,
4 m Ledertuch }
2 Nagelbohrer } des Gerätes zum Zugverbande,
4 Verbandkästen von Blech,
2 Halbmeterstäbe,
8 große }
6 kleine } Reifenbahren,
4 kleine Beinschienen.

Ersetzt:

2 Spritzen zu 8 ccm zu Einspritzungen in die Harnröhre von Zinn in je 1 Holzbüchse
    durch 2 Spritzen zu Einspritzungen in die Harnröhre zu 12 ccm von Glas in je 1 bezeichneten Holzklotze mit Deckel,
2 Krankenthermometer in je 1 Holzhülse
    durch 2 Thermometer bis 100° in je 1 Holzhülse.

Vermehrt:

Die Lichte jedes Operationsleuchters von 8 auf 12.

Verringert:

Runde Eimer von Blech von 8 auf 4,
große Eisbeutel von 8 auf 2,
kleine Eisbeutel von 8 auf 2,
Eisbeutelverschlüsse von 48 auf 12,
Eisbeutel für die Augen von 4 auf 2,
Haarpinsel von 24 auf 12.

Verbandmittel.
Fortgefallen:

260 m leinenes Band.

Ersetzt:

2 Preßstücke zu 1 kg gewöhnliche Watte in 6 Rollen
durch 20 Preßstücke zu 100 g gewöhnliche Watte.

Apothekengeräte.
Fortgefallen:

2 Dreifüße von Eisen,
2 Einsatzgewichte von Messing zu 500 g,
2 Pfannen von Kupfer zu 1200 ccm,
2 Pfannen von Kupfer zu 600 ccm,
1 Pflasterstreichmaschine,
2 Pulvermörser mit Pistill von Porzellan Nr. 6,
16 Stopfenflaschen mit Glasstopfen zu etwa 250 ccm für
Acidum carbolicum liquefactum,
4 Stopfenflaschen mit Glasstopfen zu etwa 250 ccm für
Acidum hydrochloricum dilutum,
2 Stopfenflaschen mit Glasstopfen zu etwa 250 ccm für Acidum
sulfuricum,
2 Porzellankruken zu etwa 750 g für Adeps Lanae cum Aqua,
2 Blechkästen für Aether in Glasröhren,
2 Stopfenflaschen mit Glasstopfen zu etwa 330 ccm für Aqua
Amygdalarum amararum,
6 Stopfenflaschen mit Glasstopfen zu etwa 330 ccm und 2 zu
etwa 600 ccm für Chloroformium,
2 Blechkästen für Emplastrum Cantharidum ordinarium und
Emplastrum Cerussae (Wagen 95),
2 Porzellankruken zu etwa 60 ccm für Extractum Strychni,
2 Stopfenflaschen mit Glasstopfen zu etwa 1200 ccm für
Glycerinum,

2 Pulvergläser mit Glasstopfen zu etwa 750 ccm für Gummi
    arabicum pulveratum,

6 Pulvergläser mit Glasstopfen zu etwa 250 ccm und 2 Blech-
    kästen für Hydrargyrum bichloratum pulveratum,

2 Stopfenflaschen mit Glasstopfen zu etwa 250 ccm für
    Liquor Ferri sesquichlorati,

2 Pulvergläser mit Glasstopfen zu etwa 750 ccm für Magnesia
    usta,

2 Stopfenflaschen mit Glasstopfen zu etwa 250 ccm für Mix-
    tura sulfurica acida,

2 Blechkästen für Saccharum,

2 Stopfenflaschen mit Glasstopfen zu etwa 600 ccm für
    Spiritus aethereus,

2 Stopfenflaschen mit Glasstopfen zu etwa 250 ccm für Tinc-
    tura Jodi,

2 Porzellankruken zu etwa 750 ccm für Unguentum
    Plumbi,

6 Ersatz-Stopfenflaschen mit Glasstopfen zu etwa 1200 ccm.

Hinzugetreten:

48 gerade Korken für Tablettenröhren,

12 Tablettenröhren für Taschenbestecke mit Korken,

8 Tropfgläser zu etwa 5 ccm für Taschenbestecke,

2 Stopfenflaschen mit Glasstopfen zu etwa 20 ccm, für Acidum
    hydrochloricum dilutum (für den Inhalt angebrochener
    Röhren),

2 Stopfenflaschen mit Glasstopfen zu etwa 100 ccm, bezeichnet
    „Tinctura Jodi (Jod 10 + Spiritus 90)“,
        in je 1 ebenso bezeichneten, mit durchtränktem
    Asbest ausgelegten Blechkasten,

2 Pulvergläser mit Glasstopfen zu etwa 250 ccm für Acidum
    tannicum (nur Wagen 95),

2 Stopfenflaschen mit Glasstopfen zu etwa 130 ccm für Aqua
    Amygdalarum amararum,

2 Pulvergläser mit Glasstopfen zu etwa 250 ccm für Argentum
    proteïnicum, Ersatz für Protargol,

130 Stopfenflaschen zu etwa 30 ccm (= 50 g Chloroformium)
    mit Teilstrichen von 5 zu 5 g, Zinkleimverschluß und
    eingepreßter Bezeichnung
        nebst 6 gefächerten Blechkästen
        für Chloroformium pro narcosi,

2 Stopfenflaschen mit Glasstopfen zu etwa 130 ccm für Extractum Filicis,

2 Stopfenflaschen mit Glasstopfen zu etwa 130 ccm für Oleum camphoratum forte,

2 Stopfenflaschen mit Glasstopfen zu etwa 30 ccm für Pilocarpinum hydrochloricum (nur Wagen 67),

2 Pulvergläser mit Glasstopfen zu etwa 250 ccm für Sulfur depuratum,

2 Stopfenflaschen mit Glasstopfen zu etwa 130 ccm für Tinctura Colchici,

2 Stopfenflaschen mit Glasstopfen zu etwa 130 ccm für Tinctura Strychni,

8 Blechkästen für Unguentum Acidi borici.

Abgeändert:

2 Wagen 95:

2 Blechkästen Acidum carbolicum liquefactum
    in Coffeïnum-Natrium salicylicum in zugeschmolzenen Glasröhren (die Fächerung wird entfernt),

2 Blechkästen { Acidum carbolicum liquefactum,
Jodoformium,

in { Morphinum hydrochloricum,
Suprarenin in zugeschmolzenen Glasröhren
(die Fächerung wird entfernt),

2 Stopfenflaschen zu etwa 600 ccm für Acidum hydrochloricum dilutum
    in Liquor Aluminii acetico-tartarici (die Flaschen erhalten Korkstopfen),

2 Blechkästen Acidum tannicum in Tabletten zu 0,06 g
    in Tannalbin in Tabletten zu 0,5 g,

2 Porzellankruken zu etwa 750 ccm Adeps Lanae cum Aqua
    in Unguentum molle,

4 Stopfenflaschen zu etwa 330 ccm Chloroformium
    in Ersatz-Stopfenflaschen (ohne Bezeichnung),

2 Blechkästen { Cocaïnum hydrochloricum 0,1 g / Morphinum hydrochloricum 0,025 g / Natrium chloratum 0,2 g } in Tabletten,
    in Chininum hydrochloricum in Tabletten zu 0,3 g,

2 Pulvergläser zu etwa 250 ccm Cuprum sulfuricum
    in Chrysarobinum,

2 Blechkästen Emplastrum adhaesivum
    in { Collemplastrum adhaesivum,
        { Collemplastrum Zinci oxydati,
2 Blechkästen Folia Digitalis concisa
    in Folia Digitalis titrata,
2 Stopfenflaschen zu etwa 60 ccm Hydrargyrum oxydatum
    in Hydrargyrum oxydatum via humida paratum,
2 Stopfenflaschen zu etwa 60 ccm Jodum
    in Cuprum sulfuricum,
2 Blechkästen Morphinum hydrochloricum in Tabletten zu
0,01 g (erhalten je 2 Scheidewände und je 3 Deckel)
        { Acidum diaethylbarbituricum, Ersatz für Veronal,
        {   in Tabletten zu 0,3 g,
    in { Morphinum hydrochloricum in Tabletten zu 0,01 g,
        { Pyrazolonum dimethylaminophenyldimethylicum, Er-
        {   satz für Pyramidon, in Tabletten zu 0,2 g,
2 Pulvergläser zu etwa 500 ccm Natrium bicarbonicum pulveratum
    in Ersatz-Pulvergläser (ohne Bezeichnung),
2 Stopfenflaschen zu etwa 600 ccm Oleum camphoratum
    in Ersatz-Stopfenflaschen (ohne Bezeichnung),
2 Stopfenflaschen zu etwa 60 ccm Oleum Menthae piperitae
    in Pilocarpinum hydrochloricum,
2 Stopfenflaschen zu etwa 1200 ccm Oleum Olivarum
    in Oleum Arachidis,
2 Pulvergläser zu etwa 500 ccm Pulvis Liquiritiae compositus
    in Talcum,
2 Blechkästen { Radix Rhei,
               { Radix Senegae concisa
        { Hexamethylentetraminum, Ersatz für Urotropin, in
    in {   Tabletten zu 0,5 g,
        { Radix Senegae concisa,
2 Stopfenflaschen zu etwa 600 ccm Tinctura aromatica
    in Tinctura Chinae composita,
2 Stopfenflaschen zu etwa 600 ccm Tinctura Valerianae
    in Tinctura Valerianae aetherea,
2 Ersatz-Stopfenflaschen mit Glasstopfen zu etwa 30 ccm
    in Hydrargyrum bichloratum pulveratum,

2 Ersatz-Stopfenflaschen von niederer Form mit Glasstopfen
zu etwa 600 ccm
    in Glycerinum,
2 Blechkästen Radix Rhei in Tabletten zu 0,5 g
    in Rhizoma Rhei in Tabletten zu 0,5 g,
2 Blechkästen Radix Althaeae concisa
    in Saccharum,
2 Blechkästen zum Ersatze (werden schwarz lackiert)

$$\text{in} \begin{cases} \text{Scopolaminum hydrobromicum,} \\ \text{Novocain,} \\ \text{Tropacocaïnum hydrochloricum,} \end{cases} \begin{array}{l} \text{in zu-} \\ \text{geschmolzenen} \\ \text{Glasröhren,} \end{array}$$

2 Blechkästen Acidum acetylo-salicylicum in Tabletten zu 0,5 g
    in Acidum acetylosalicylicum, Ersatz für Aspirin, in
        Tabletten zu 0,5 g,
2 Blechkästen Pyrazolonum phenyldimethylicum in Tabletten
zu 0,5 g
    in Pyrazolonum phenyldimethylicum, Ersatz für Anti-
        pyrin, in Tabletten zu 0,5 g,
2 Stopfenflaschen zu etwa 75 ccm Fuchsinum
    in Ersatz-Stopfenflaschen (ohne Bezeichnung).

2 Wagen 67

wie 2 Wagen 95 mit folgenden Abweichungen:

2 Blechkästen Acidum carbolicum liquefactum

$$\text{in} \begin{cases} \text{Collemplastrum adhaesivum,} \\ \text{Collemplastrum Zinci oxydati,} \end{cases}$$

$$2 \text{ Blechkästen} \begin{cases} \text{Cocaïnum hydrochloricum 0,1 g} \\ \text{Morphinum hydrochloricum 0,025 g} \\ \text{Natrium chloratum 0,2 g} \end{cases} \begin{array}{l} \text{in} \\ \text{Tabletten,} \end{array}$$

    in Ersatz-Blechkästen (ohne Bezeichnung),
2 Pulvergläser Cuprum sulfuricum
    werden nicht abgeändert,
2 Blechkästen Emplastrum adhaesivum
    in Coffeïnum-Natrium salicylicum in zugeschmolzenen
        Glasröhren,
2 Stopfenflaschen zu etwa 60 ccm Jodum
    in Ersatz-Stopfenflaschen (ohne Bezeichnung),
2 Blechkästen Morphinum hydrochloricum in Tabletten zu 0,01 g
    werden nicht abgeändert,

2 Blechkästen { Emplastrum Cantharidum ordinarium,
Emplastrum Cerussae,

in { Acidum diaethylbarbituricum, Ersatz für Veronal,
in Tabletten zu 0,3 g
Pyrazolonum dimethylaminophenyldimethylicum,
Ersatz für Pyramidon, in Tabletten zu 0,2 g,

2 Stopfenflaschen zu etwa 60 ccm Oleum Menthae piperitae in
Ersatz-Stopfenflaschen (ohne Bezeichnung),

2 Blechkästen Radix Rhei
in Hexamethylentetraminum, Ersatz für Urotropin, in
Tabletten zu 0,5 g.

Ersetzt:

2 Infundierbüchsen von Zinn zu 1200 ccm
durch 2 Infundierbüchsen von Zinn zu 350 ccm,

2 Teekessel von Kupfer zu 3,5 l
durch 2 Teekessel von Kupfer zu 1,5 l.

Arzneimittel.
Fortgefallen:

Acidum sulfuricum 500 g,

Acidum tannicum, 500 Tabletten zu 0,06 g,

Adeps Lanae cum Aqua 2000 g

Aether, 280 zugeschmolzene Glasröhren zu 1,5 ccm, in 28 Pappschachteln,

je { Cocaïnum hydrochloricum 0,1 g
Morphinum hydrochloricum 0,025 g } 1000 Tabletten
Natrium chloratum 0,2 g

Emplastrum adhaesivum 6000 g,

Emplastrum adhaesivum extensum 6000 qcm,

Emplastrum Cantharidum ordinarium 500 g,

Emplastrum Cerussae 1000 g,

Extractum Strychni 30 g,

Fuchsinum 30,

Jodum 100 g,

Liquor Ferri sesquichlorati 500 g,

Magnesia usta 250 g,

Mixtura sulfurica acida 500 g,

Natrium bicarbonicum pulveratum 1000 g,

Oleum Menthae piperitae 100 g,

Oleum Olivarum 2000 g,

Pulvis Liquiritiae compositus 500 g,

Radix Althaeae concisa 1000 g,
Radix Rhei 500 g,
Spiritus aethereus 900 g,
Tinctura aromatica 1000 g,
Tinctura Jodi 400 g,
Unguentum Plumbi 1000 g.

Hinzugetreten:

Acidum diaethylbarbituricum, Ersatz für Veronal, 200 Tabletten zu 0,3 g,
Acidum tannicum 200 g,
Argentum proteïnicum, Ersatz für Protargol, 200 g,
Chrysarobinum 250 g,
Coffeïnum-Natrium salicylicum, 600 zugeschmolzene Glasröhren zu 0,2 g in keimfreier Lösung von 1 ccm, in 60 Pappschachteln,
Collemplastrum. adhaesivum zum Zugverbande, 10 Rollen zu 5 m × 8 cm, in je 1 Pappschachtel,
Collemplastrum Zinci oxydati, 70 Rollen zu 5 m × 2,5 cm, in je 1 Pappschachtel,
Extractum Filicis 200 g,
Hexamethylentetraminum, Ersatz für Urotropin, 500 Tabletten zu 0,5 g,
je { Jodum 10 g / Kalium jodatum 3,5 g } 60 zugeschmolzene Glasröhren, in 6 Pappschachteln,
Kautschuklösung (Radfahrerkitt), 4 Zinnröhren mit Schraubverschluß zu 10—15 g,
Liquor Aluminii acetico-tartarici 1000 g,
Morphinum hydrochloricum, 500 zugeschmolzene Glasröhren zu 0,02 g in keimfreier Lösung von 1 ccm, in 50 Pappschachteln,
je { Novocain 0,5 g / Suprarenin bitartaricum 0,00182 g / Natrium chloratum 0,6 g } 80 zugeschmolzene Glasröhren, in 8 Pappschachteln,
Oleum Arachidis 2000 g,
Pilocarpinum hydrochloricum 10 g,
Pyrazolonum dimethylaminophenyldimethylicum, Ersatz für Pyramidon, 500 Tabletten zu 0,2 g,
Scopolaminum hydrobromicum, 160 zugeschmolzene Glasröhren zu 0,0005 g in keimfreier Lösung von 1 ccm, in 16 Pappschachteln,

Sulfur depuratum 200 g,

Suprarenin, 40 zugeschmolzene Glasröhren zu 1 ccm 1 $^0/_{00}$ ige
keimfreie Lösung, in 4 Pappschachteln,

Suprarenin, 40 zugeschmolzene Glasröhren zu 5 ccm 1 $^0/_{00}$ ige
keimfreie Lösung, in 8 Pappschachteln,

Talcum 500 g,

Tannalbin, 500 Tabletten zu 0,5 g,

Tinctura Chinae composita 1000 g,

Tinctura Colchici 200 g,

Tinctura Strychni 200 g,

je { Tropacocaïnum hydrochloricum 0,05 g
Suprarenin bitartaricum 0,000182 g } 40 zugeschmolzene Glasröhren, in 4 Pappschachteln,

Unguentum Acidi borici, 300 Zinnröhren mit Schraubverschluß
zu 50 g,

Unguentum molle 1000 g.

Ersetzt:

Acidum hydrochloricum dilutum 2000 g
durch Acidum hydrochloricum dilutum, 40 zugeschmolzene
Glasröhren zu 10 g, in 8 Pappschachteln,

Chloroformium 6500 g
durch Chloroformium pro narcosi, 130 Stopfenflaschen
zu etwa 30 ccm (= 50 g),

Folia Digitalis concisa 300 g
durch Folia Digitalis titrata, 12 Blechbüchsen (Handels-
gefäße) zu 25 g,

Hydrargyrum oxydatum 100 g
durch Hydrargyrum oxydatum via humida paratum
100 g,

Oleum camphoratum 800 g
durch Oleum camphoratum forte 200 g,

Tinctura Valerianae 1000 g
durch Tinctura Valerianae aetherea 1000 g,

Unguentum Formaldehydi, 80 Schiebedosen zu 25 g
durch Unguentum Formaldehydi, 80 Zinnröhren mit
Schraubverschluß zu 20 g.

Verringert:

Acidum carbolicum liquefactum von 6000 g auf 2000 g,

Aqua Amygdalarum amararum von 500 g auf 250 g,

Chininum hydrochloricum von 2000 auf 1000 Tabletten zu 0,3 g,

Cuprum sulfuricum von 500 g auf 100 g,
Glycerinum von 2000 g auf 1000 g,
Gummi arabicum pulveratum von 2000 g auf 1000 g,
Hydrargyrum bichloratum pulveratum von 3600 g auf 200 g,
Morphinum hydrochloricum von 500 auf 300 Tabletten zu 0,01 g.

Wirtschaftsgeräte.

Fortgefallen:

1 kleiner Geldkorb,
2 Hähne von Holz,
2 Papierscheren.

Vermehrt:

Hähne von Messing von 2 auf 4.

Hinzugetreten:

2 Fleischhackmaschinen.

Ersetzt:

6 Handlampen von Blech
durch 6 niedrige emaillierte Leuchter.

Krankenverpflegungsvorrat.

Fortgefallen:

12 Flaschen Essig.

Hinzugetreten:

Kristallisierte Citronensäure, 1 kg.

Verringert:

Flaschen schweren Weins von 70 auf 36.

Vermehrt:

Zucker, in Stücken, von 5 auf 10 kg.

17. Lazarettzug.

Ärztliche Geräte.

Betreffs der Veränderungen beim Haupt- und beim Sammelbesteck siehe Sanitätskompagnie, Ärztliche Geräte.

Fortgefallen:

4 kleine Beinschienen.

Ersetzt:

2 Krankenthermometer in je 1 Holzhülse
durch 2 Thermometer zu 100° in je 1 Holzhülse.

Verbandmittel.

Fortgefallen:

30 m leinenes Band.

Apothekengeräte.

Fortgefallen:

3 Stopfenflaschen zu etwa 500 ccm für Acidum carbolicum liquefactum,

1 Stopfenflasche mit Glasstopfen zu etwa 250 ccm für Acidum hydrochloricum dilutum,

3 Stopfenflaschen mit Glasstopfen zu etwa 250 ccm für Chloroformium,

1 Pulverglas mit Glasstopfen zu etwa 250 ccm für Folia Digitalis concisa,

2 Stopfenflaschen mit Glasstopfen zu etwa 60 ccm und 1 Blechkasten für Liquor Morphini hydrochlorici,

1 Blechkasten für 100 Tabletten Morphinum hydrochloricum,

1 Stopfenflasche mit Glasstopfen zu etwa 250 ccm für Spiritus aethereus,

2 Ersatz-Stopfenflaschen mit Glasstopfen zu etwa 60 ccm,

2 Ersatz-Pulvergläser mit Glasstopfen zu etwa 250 ccm.

Hinzugetreten:

1 Stopfenflasche mit Glasstopfen zu etwa 60 ccm für Acidum hydrochloricum dilutum (für den Inhalt angebrochener Röhren),

1 Stopfenflasche mit Glasstopfen zu etwa 100 ccm, bezeichnet „Tinctura Jodi (Jod 10 + Spiritus 90)“,
in 1 ebenso bezeichneten mit durchtränktem Asbest ausgelegten Blechkasten,

1 Stopfenflasche mit Glasstopfen zu etwa 20 ccm für Atropinum sulfuricum in Tabletten,

30 Stopfenflaschen mit Glasstopfen zu etwa 30 ccm (= 50 g Chloroformium), mit Teilstrichen von 5 zu 5 g, Zinkleimverschluß und eingepreßter Bezeichnung für Chloroformium pro narcosi,

1 Stopfenflasche mit Glasstopfen zu etwa 30 ccm für Cocaïnum hydrochloricum,

1 Stopfenflasche mit Glasstopfen zu 60 ccm für Oleum camphoratum forte,

1 Stopfenflasche mit Glasstopfen zu etwa 130 ccm für Oleum Terebinthinae.

1 Pulverglas zu etwa 30 ccm für Pilocarpinum hydrochloricum,
1 Stopfenflasche mit Glasstopfen zu etwa 60 ccm für Tinctura Valerianae aetherea,
1 Blechkasten für Unguentum Acidi borici,
1 rundes Glas mit Schraubverschluß und Metalldeckel für Unguentum molle.

Abgeändert:

1 Blechkasten Chininum hydrochloricum in Tabletten zu 0,3 g
    in { Chininum hydrochloricum in Tabletten zu 0,3 g,
         Folia Digitalis titrata,
    (wird mit Teilung und 2 Deckeln versehen),
1 Stopfenflasche mit Glasstopfen zu etwa 250 ccm Mixtura sulfurica acida
    in Liquor Aluminii acetico-tartarici (die Flasche erhält Korkstopfen),
1 Stopfenflasche zu etwa 500 ccm Oleum Olivarum
    in Oleum Arachidis,
1 Stopfenflasche zu etwa 250 ccm Tinctura aromatica
    in Tinctura Chinae composita,
1 Stopfenflasche zu etwa 600 ccm Acidum carbolicum liquefactum
    in Talcum,
1 Blechkasten Pulvis Ipecacuanhae opiatus in Tabletten zu 0,3 g
    in { Morphinum hydrochloricum in Tabletten zu 0,01 g,
         Pulvis Ipecacuanhae opiatus in Tabletten zu 0,3 g,
    (wird mit Teilung und 2 Deckeln versehen)
1 Blechkasten Tablettae solventes
    in { Acidum hydrochloricum dilutum } in zugeschmolzenen
       Jodum, Suprarenin 5 ccm, } Glasröhren,
       Tablettae solventes,
    (wird mit Teilung und 2 Deckeln versehen),
1 Blechkasten Acidum acetylo-salicylicum in Tabletten zu 0,5 g
    in Acidum acetylosalicylicum, Ersatz für Aspirin, in Tabletten zu 0,5 g,
1 Blechkasten Pyrazolonum phenyldimethylicum in Tabletten zu 0,5 g
    in Pyrazolonum phenyldimethylicum, Ersatz für Antipyrin, in Tabletten zu 0,5 g.

Arzneimittel.

Fortgefallen:

Acidum carbolicum liquefactum 2000 g,

Emplastrum adhaesivum extensum 5000 qcm,

Mixtura sulfurica acida 250 g,

Oleum Olivarum 400 g,

Spiritus aethereus 200 g,

Tinctura aromatica 250 g.

Hinzugetreten:

Atropinum sulfuricum, 10 Tabletten zu 0,001 g,

Cocaïnum hydrochloricum 5 g,

Coffeïnum-Natrium salicylicum, 100 zugeschmolzene Glasröhren zu 0,2 g in keimfreier Lösung von 1 ccm, in
10 Pappschachteln,

Collemplastrum Zinci oxydati, 15 Rollen zu 5 m × 2,5 cm,
in je 1 Pappschachtel,

je { Jodum 10 g } 10 zugeschmolzene Glasröhren,
{ Kalium jodatum 3,5 g } in 1 Pappschachtel,

Kautschuklösung (Radfahrerkitt), 4 Zinnröhren mit Schraubverschluss zu 10—15 g,

Liquor Aluminii acetico-tartarici 200 g,

je { Novocain 0,5 g } 20 zugeschmolzene
{ Suprarenin bitartaricum 0,00182 g } Glasröhren, in
{ Natrium chloratum 0,6 g } 2 Pappschachteln,

Oleum Arachidis 400 g,

Oleum camphoratum forte 50 g,

Oleum Terebinthinae 100 g,

Pilocarpinum hydrochloricum 5 g,

Scopolaminum hydrobromicum, 10 zugeschmolzene Glasröhren
zu 0,0005 g in keimfreier Lösung von 1 ccm, in 1 Pappschachtel,

Suprarenin, 10 zugeschmolzene Glasröhren zu 1 ccm 1 $^0/_{00}$ ige
keimfreie Lösung, in 1 Pappschachtel,

Suprarenin, 10 zugeschmolzene Glasröhren zu 5 ccm 1 $^0/_{00}$ ige
keimfreie Lösung, in 2 Pappschachteln,

Talcum 200 g,

Tinctura Chinae composita 250 g,

Tinctura Valerianae aetherea 50 g,

Unguentum Acidi borici 20 Zinnröhren mit Schraubverschluß
zu 50 g,

Unguentum molle 100 g.

Ersetzt:

Acidum hydrochloricum dilutum 200 g

    durch Acidum hydrochloricum dilutum, 10 zugeschmolzene
        Glasröhren zu 10 g, in 2 Pappschachteln,

Chloroformium 1000 g

    durch Chloroformium pro narcosi, 30 Stopfenflaschen
        zu etwa 30 ccm (= 50 g),

Folia Digitalis concisa 50 g

    durch Folia Digitalis titrata, 2 Blechbüchsen (Handels-
        gefäße) zu 25 g,

Liquor Morphini hydrochlorici 120 g

    durch Morphinum hydrochloricum, 200 zugeschmolzene
        Glasröhren zu 0,02 g in keimfreier Lösung von 1 ccm,
        in 20 Pappschachteln.

Verringert:

Chininum hydrochloricum von 200 auf 100 Tabletten zu 0,3 g,

Gummi arabicum pulveratum von 250 auf 125 g,

Jodoformium von 300 auf 100 g,

Morphinum hydrochloricum von 100 auf 50 Tabletten zu 0,01 g.

Wirtschaftsgeräte.

Hinzugetreten:

2 Fleischhackmaschinen.

18. Planmäßiger Hilfslazarettzug.

An Einrichtungsgegenständen sind in der Regel niedergelegt:

1. Linxweilersche Vorrichtung, 80 Gestelle neuer Art (1 für
   je 4 Krankentragen), oder
2. Hohmannsches Krankentragengestell, 80 Gestelle (1 für je
   4 Krankentragen), oder
3. Hunsdieckersche Halbbehelfsvorrichtung, 1920 Federhaken
   (4 für je 1 Krankentrage) und 320 Tragebalken (2 für je
   3 Krankentragen).

Ein Teil der ärztlichen Geräte und der Verbandmittel ist
in den für den Hilfslazarettzug planmäßigen 2 Sanitätskästen, die auch
die Apothekengeräte und die Arzneimittel enthalten (vgl. Abschnitt
Sanitätskasten), und in 4 Vorratskisten (Kiste I—IV) untergebracht.

Kiste I.

20 Binden von Flanell zu 6 m × 7 cm,

  5 Preßstücke zu 10 Binden von gestärkter Gaze zu 8 m × 12 cm,

  1 Preßstück zu 20 Binden von gestärkter Gaze zu 5 m × 10 cm,

6 Preßstücke zu 16 keimfreien Binden von Mull zu 10 m×12 cm,
6 Preßstücke zu 16 keimfreien Binden von Mull zu 10 m×10 cm,
10 große dreieckige Verbandtücher.
10 viereckige Verbandtücher.

Kiste II.

3 Operationsanzüge von Leinwand in einem bezeichneten Zwirntuchbeutel,
1 Kasten von Blech für Jodoformmull, enthaltend 3 Pappschachteln zu 3 qm Jodoformmull,
1 nierenförmige Verbandschale von emailliertem Eisen,
1 nierenförmige Verbandschale von Messingblech,
8 Schürzen von grauer Leinwand,
1 Spritze zu 1 ccm im Metallkasten,
10 Paar keimfreie Operationshandschuhe von Gummi in besonderer Verpackung,
4 Preßstücke zu 16 keimfreien Binden von Mull zu 10 m×16 cm,
2 Preßstücke zu 10 keimfreien Mullrollen zu 400 × 100 cm,
2 Preßstücke zu 80 keimfreien Mulltüchern zu 100 × 50 cm.

Kiste III.

4 Bürsten zur Antiseptik,
10 Häckselkissen,
1 Kasten von Blech für gepreßte Verbandstoffe,
1 große viereckige Verbandschale von emailliertem Eisen,
1 kleine viereckige Verbandschale von emailliertem Eisen,
10 Sandsäcke,
2 Preßstücke zu 80 keimfreien Mulltüchern zu 100 × 50 cm,
2 Preßstücke zu 500 keimfreien Mulltupfern zu 40 × 20 cm,
3 Preßstücke zu 1 kg entfettete keimfreie Watte in 6 Rollen,
2 Preßstücke zu 1 kg gewöhnliche Watte in 6 Rollen.

Kiste IV.

3 Operationsanzüge von Leinwand in einem bezeichneten Zwirntuchbeutel,
1 Feldsterilisiergerät mit Zubehör und Tragriemen,
2 Maximumthermometer in je 1 Metallhülse,
10 m Schirting,
12 Fingerlinge von Gummi,
200 g Waschschwamm.

An ärztlichen Geräten sind außerdem vorgesehen:
1 Truppenbesteck,
2 große Reifenbahren,

2 Beinschienen, 80 cm lang,
2 Beinschienen, 60 cm lang,
1 Behelfswerkzeugkasten.
An Verbandmitteln sind außerdem vorgesehen:
5 Tafeln Pappe,
20 m wasserdichter Verbandstoff.

Wirtschaftliche Sanitätsausrüstung.
A. Wäsche und Kleidungstücke:
730 wollene Decken,
15 feine Handtücher,
230 gewöhnliche Handtücher,
100 wollene Leibbinden,
30 Leibmatratzen von Roßhaar,
50 Strohsäcke,
50 Paar baumwollene Socken,
50 Paar wollene Socken.

B. Sonstige Wirtschaftsgeräte:
1 Dienstsiegel und Dienststempel nebst Zubehör,
44 emaillierte Wassereimer von Blech,
1 verschließbares Fachgestell,
44 Harnflaschen,
43 emaillierte Wasserkannen von Blech,
320 Krankentragen mit Kopfpolster,
54 Handlampen,
50 Kugellampen,
8 Schemel ohne Lehne,
86 Schilder von Eisenblech mit Aufschriften,
86 Schilder von Eisenblech mit dem Genfer Kreuze,
54 Waschschüsseln von hellackiertem Holzstoffe,
40 emaillierte Steckbecken,
20 Bindestränge,
41 zusammenlegbare Stufentritte,
240 Tragegurte zu den Krankentragen,
90 emaillierte Trinkbecher,
60 Wassergläser,
2 Vorrichtungen zum Mitführen und Warmhalten zubereiteter
Speisen.
1 verschließbarer Kasten für Druckvorschriften und Schreib-
gerät.

C. Krankenverpflegungsvorrat:

2 kg Biskuit,

2 Flaschen Kognak oder Rum,

1 kg Tee,

6 Flaschen Bordeaux- oder Portwein,

2 kg Zucker,

4 kg Eierzwieback.

D. Druckmustervorrat.

5 + 25 Bogen Hauptkrankenbuch,

    5 Bogen Nachweis der Sterbefälle,

5 + 5 Bogen Kassenhauptbuch,

    5 Bogen Verbandmittelverbrauchsnachweis,

    5 Bogen Arzneimittelverbrauchsnachweis,

    5 Bogen Verbrauchsnachweis über Krankenverpflegungsmittel,

  40 Verhaltungsbefehle für die Kranken.

19. Etappensanitätsdepot.

Allgemeines.

Es sind vorgesehen 6 Krankenkraftwagen, 12 als ständige Hilfskrankenkraftwagen hergerichtete Kraftomnibusse, sowie 15 leichte Lastkraftwagen, die sich zu vorübergehender Benutzung als Behelfskrankenkraftwagen herrichten lassen.

Ärztliche Geräte.

Fortgefallen:

Silberdraht, 0,8 mm stark, 60 Rollen,

      0,6 mm stark, 60 Rollen,

39 m Ledertuch des Gerätes zum Zugverband,

12 Paar starke Gummihandschuhe zu Durchtränkungen,

 6 Wringmaschinen,

138 kleine Beinschienen.

Hinzugetreten:

24 Taschenbestecke,

12 Magenrohre von Weichgummi mit gefüllter Spitze, 70 cm lang, 11 mm stark.

Ersetzt:

24 Spritzen zu 8 ccm zu Einspritzungen in die Harnröhre von Zinn in je 1 Holzbüchse

    durch 24 Spritzen zu Einspritzungen in die Harnröhre zu 12 ccm von Glas,

30 Krankenthermometer in je 1 Holzhülse
durch 30 Thermometer bis 100° in je 1 Holzhülse.

Vermehrt:

Sezierbestecke von 12 auf 24,
Lichte jedes Operationsleuchters von 8 auf 12.

Verbandmittel.

Fortgefallen:

2640 m leinenes Band.

Hinzugetreten:

Aluminiumbronzedraht, 1 mm stark, 60 Rollen,
0,6 mm stark, 120 Rollen,
0,4 mm stark, 120 Rollen,
180 Preßstücke zu 100 g gewöhnliche Watte.

Ersetzt:

600 Bogen rötliches Hanfpapier, 67 × 40 cm,
durch bläuliches Hanfpapier,
1800 Bogen rötliches Hanfpapier, 30 × 14 cm,
durch bläuliches Hanfpapier.

Apothekengeräte.

Fortgefallen:

3 Einsatzgewichte von Messing zu 500 g,
3 Pflasterstreichmaschinen,
3 Zinkeinsätze mit Klappdeckel für Charta sinapisata,
159 Stopfenflaschen mit Glasstopfen zu etwa 1000 ccm für
Acidum carbolicum liquefactum,
3 Einsatzkästen für Collemplastrum Zinci oxydati,
3 Einsatzkästen für Emplastrum adhaesivum extensum,
60 Stopfenflaschen zu etwa 30 ccm für Extractum Strychni,
39 Pulvergläser mit Glasstopfen zu etwa 500 ccm für Folia
Digitalis concisa,
15 Stopfenflaschen mit Glasstopfen zu etwa 60 ccm für Jodum,
3 Stopfenflaschen mit Glasstopfen zu etwa 500 ccm für Liquor
Ferri sesquichlorati.

Hinzugetreten:

Aufschriftzettel für Glasröhren,
6000 für Coffeïnum-Natrium salicylicum 0,2 g,

12000 für Morphinum hydrochloricum 0,02 g,
  1800 für Jodum 10 g + Kalium jodatum 3,5 g,
  6000 für Scopolaminum hydrobromicum 0,0005 g,
12000 ohne Aufdruck,
    3 Dreifüße von Eisen,
 180 gerade Korke für Tablettenröhren,
3000 Pappschachteln für je 10 Glasröhren zu 1,2 ccm,
 180 Pappschachteln für je 10 Glasröhren zu 5 ccm,
  60 Pappkästen, enthaltend je 500 Glasröhren zu 1,2 ccm, 2 Füllröhren und 1 Tropfrohr mit Marke bei 1 ccm,
  60 Pappkästen, enthaltend je 150 Glasröhren zu 5 ccm,
    3 Pfannen von Kupfer zu 1200 ccm,
    3 Pfannen von Kupfer zu 600 ccm,
  12 vernickelte Spirituslampen mit Metallkappe und Schraubverschluß,
 120 Tablettenröhren für Taschenbestecke mit Korkstopfen,
  90 Tropfgläser zu etwa 5 ccm für Taschenbestecke,
3000 Zinnröhren mit Schraubverschluß und Aufdruck „Borsalbe“,
3000 Zinnröhren mit Schraubverschluß und Aufdruck „Fußschweißsalbe“,
    3 Zinnröhrenfüllmaschinen,
    3 Zinnröhrenschließmaschinen,
    3 Blechkästen für Acidum diaethylbarbituricum, Ersatz für Veronal, in Tabletten,
6000 Stopfenflaschen mit Korkstopfen zu etwa 150 ccm für Aether pro narcosi,
3000 Stopfenflaschen mit Glasstopfen zu etwa 30 ccm (= 50 g Chloroformium) mit Teilstrichen von 5 zu 5 g und eingepreßter Bezeichnung für Chloroformium pro narcosi,
  90 Stopfenflaschen zu etwa 10 ccm für Cocaïnum hydrochloricum,
    3 Blechkästen für Pyrazolonum dimethylaminophenyldimethylicum, Ersatz für Pyramidon,
    3 Zinkeinsätze mit Klappdeckel für Unguentum Acidi borici,
    3 Zinkeinsätze mit Klappdeckel für Unguentum Formaldehydi,
  30 Steinkruken zu etwa 500 ccm für Unguentum molle.

Abgeändert:

    3 Blechkästen Acidum tannicum in Tabletten zu 0,06 g
in Tannalbin in Tabletten zu 0,5 g,

3 Blechkästen { Cocaïnum hydrochloricum 0,1 g | Morphinum hydrochlorcium 0,025 g | Natrium chloratum 0,2 g } in Tabletten

in Hexamethylentetraminum, Ersatz für Urotropin, in Tabletten zu 0,5 g,

3 Einsatzkästen Hydrargyrum oxydatum

in Hydrargyrum oxydatum via humida paratum.

Änderungen hinsichtlich der Verwendung:

75 Stopfenflaschen mit Glasstopfen zu etwa 500 ccm für Acidum hydrochloricum dilutum und

3 Stopfenflaschen mit Glasstopfen zu etwa 500 ccm für Liquor Ferri sesquichlorati

für Acidum carbolicum liquefactum,

30 Steinkruken zu etwa 500 ccm für Adeps Lanae cum Aqua für Lanolinum,

12 Stopfenflaschen zu etwa 500 ccm für Aqua Amygdalarum amararum

für Oleum Terebinthinae,

120 Stopfenflaschen zu etwa 1000 ccm für Chloroformium, davon

    30 für Glycerinum,

    30 für Liquor Aluminii acetico-tartarici,

    3 für Solutio Fehling I,

    3 für Solutio Fehling II,

    12 für Tinctura Colchici,

    42 für Tinctura Valerianae aetherea,

39 Pulvergläser zu etwa 125 ccm für Cuprum sulfuricum

    als Ersatz-Pulvergläser,

6 Pulvergläser zu etwa 500 ccm für Folia Digitalis concisa, davon

    3 für Natrium bisulfosalicylicum,

    3 für Pilocarpinum hydrochloricum,

24 Stopfenflaschen zu etwa 20 ccm für Fuchsinum,

    als Ersatz-Stopfenflaschen,

27 Pulvergläser zu etwa 1000 ccm für Gummi arabicum pulveratum, davon

    9 für Acidum tannicum,

    6 für Chrysarobinum,

    6 für Sulfur depuratum,

    6 für Talcum,

18 Stopfenflaschen zu etwa 30 ccm für Hydrargyrum oxydatum
für Hydrargyrum oxydatum via humida paratum,

18 Pulvergläser mit Glasstopfen zu etwa 250 ccm für Jodoformium, davon
12 für Argentum proteïnicum, Ersatz für Protargol,
6 für Jodum,

12 Pulvergläser mit Glasstopfen zu etwa 250 ccm für Jodoformium
als Ersatz-Stopfenflaschen,

60 Stopfenflaschen zu etwa 250 ccm für Oleum camphoratum
für Oleum camphoratum forte,

39 Stopfenflaschen zu etwa 1000 ccm für Oleum Olivarum, davon
36 für Oleum Arachidis,
3 für Tinctura Strychni,

36 Stopfenflaschen zu etwa 1000 ccm für Tinctura aromatica
für Tinctura Chinae composita,

30 Stopfenflaschen zu etwa 1000 ccm für Tinctura Valerianae
als Ersatz-Stopfenflaschen,

75 Steinkruken zu etwa 500 ccm für Unguentum Paraffini
für Vaselinum flavum,

6 Ersatz-Pulvergläser zu etwa 1000 ccm
für Talcum,

30 Ersatz-Stopfenflaschen zu etwa 500 ccm, davon
3 für Extractum Filicis,
27 für Oleum Terebinthinae,

18 Ersatz-Stopfenflaschen zu etwa 1000 ccm, davon
12 für Hydrogenium peroxydatum solutum,
6 für Tinctura Strychni.

Ersetzt:

12 Infundierbüchsen von Zinn mit Dichtungsrand zu 1200 ccm
durch 12 Infundierbüchsen von Zinn mit Dichtungsrand
zu 350 ccm,

12 Teekessel von Kupfer zu 3,5 l mit Öffnung für die Infundierbüchse zu 1200 ccm
durch 12 Teekessel von Kupfer zu 1,5 l, mit Öffnung
für die Infundierbüchse zu 350 ccm.

Arzneimittel.

Fortgefallen:

Acidum tannicum, 18000 Tabletten zu 0,06 g,
Adeps Lanae cum Aqua 12000 g,

Aether, 3000 zugeschmolzene Glasröhren zu 1,5 ccm, in 300 Pappschachteln,

je { Cocaïnum hydrochloricum 0,1 / Morphinum hydrochloricum 0,025 / Natrium chloratum 0,2 } 3000 Tabletten,

Emplastrum adhaesivum 48000 g,

Emplastrum adhaesivum extensum 600000 qcm,

Emplastrum Cantharidum ordinarium 2400 g,

Emplastrum Cerussae 15000 g,

Extractum Strychni 900 g,

Oleum Olivarum 30000 g,

Tinctura aromatica 30000 g,

Unguentum Paraffini 30000 g,

Hinzugetreten:

Acidum diaethylbarbituricum, Ersatz für Veronal, 3000 Tabletten zu 0,3 g,

Acidum tannicum 3000 g,

Aether pro narcosi 600000 g in 6000 Stopfenflaschen zu etwa 150 ccm mit Korkstopfen,

Argentum proteïnicum 1200 g,

Calcium sulfuricum ustum 60 kg (zum Eingipsen von 420 Binden von Mull),

Chrysarobinum 3000 g,

Coffeïnum-Natrium salicylicum, 3000 zugeschmolzene Glasröhren zu 0,2 g in keimfreier Lösung von 1 ccm, in 300 Pappschachteln,

Collemplastrum adhaesivum, 300 Rollen zu 5 m × 8 cm, in je 1 Pappschachtel,

Extractum Filicis 1200 g,

Hexamethylentetraminum, Ersatz für Urotropin, 4500 Tabletten zu 0,5 g,

Hydrogenium peroxydatum solutum 12000 g,

je { Jodum 10 g / Kalium jodatum 3,5 g } 1500 zugeschmolzene Glasröhren, in 150 Pappschachteln,

Kautschuklösung (Radfahrerkitt), 60 Zinnröhren mit Schraubverschluß zu 10—15 g,

Lanolinum 12000 g,

Liquor Aluminii acetico-tartarici 30000 g,

Morphinum hydrochloricum, 6000 zugeschmolzene Glasröhren zu 0,02 g in keimfreier Lösung von 1 ccm, in 600 Pappschachteln.

Natrium bisulfosalicylicum 900 g,

je { Novocain 0,5 g / Suprarenin bitartaricum 0,00182 g / Natrium chloratum 0,6 g } 900 zugeschmolzene Glasröhren, in 90 Pappschachteln,

Oleum Arachidis 30000 g,

Pilocarpinum hydrochloricum 90 g (Handelspackung zu 1 g),

Pyrazolonum dimethylaminophenyldimethylicum, Ersatz für Pyramidon, 4500 Tabletten zu 0,2 g,

Scopolaminum hydrobromicum, 3000 zugeschmolzene Glasröhren zu 0,0005 g in keimfreier Lösung von 1 ccm, in 300 Pappschachteln,

Solutio Fehling I 3000 g,

Solutio Fehling II 3000 g,

Strophanthinum cristallisatum, 300 zugeschmolzene Glasröhren zu 0,0005 g in keimfreier physiologischer Kochsalzlösung von 1 ccm, in 30 Pappschachteln,

Sulfur depuratum 3000 g,

Suprarenin, 600 zugeschmolzene Glasröhren zu 1 ccm 1 $^0/_{00}$ ige keimfreie Lösung, in 60 Pappschachteln,

Suprarenin, 600 zugeschmolzene Glasröhren zu 5 ccm 1 $^0/_{00}$ ige keimfreie Lösung, in 120 Pappschachteln,

Talcum 6000 g,

Tannalbin, 18000 Tabletten zu 0,5 g,

Tinctura Chinae composita 30000 g,

Tinctura Colchici 9000 g,

Tinctura Strychni 4500 g,

je { Tropacocaïnum hydrochloricum 0,05 g / Suprarenin bitartaricum 0,000182 g } 300 zugeschmolzene Glasröhren, in 30 Pappschachteln,

Unguentum Acidi borici, 1800 Zinnröhren mit Schraubverschluß zu 50 g,

Unguentum molle 12000 g,

Vaselinum flavum 30000 g.

Ersetzt:

Acidum hydrochloricum dilutum 37500 g
    durch Acidum hydrochloricum dilutum, 600 zugeschmolzene Glasröhren zu 10 g, in 120 Pappschachteln,

Chloroformium 150000 g
    durch Chloroformium pro narcosi, 3000 Stopfenflaschen zu etwa 30 ccm (= 50 g) mit Zinkleimverschluß,

Collemplastrum Zinci oxydati 60000 qcm
  durch Collemplastrum Zinci oxydati, 2400 Rollen zu
    5 m × 2,5 cm, in je 1 Pappschachtel,
Folia Digitalis concisa 4500 g
  durch Folia Digitalis titrata, 180 Blechbüchsen (Handels-
    gefäße) zu 25 g,
Hydrargyrum oxydatum 900 g
  durch Hydrargyrum oxydatum via humida paratum
    900 g,
Oleum camphoratum 12000 g
  durch Oleum camphoratum forte 9000 g,
Tinctura Valerianae 24000 g
  durch Tinctura Valerianae aetherea 30000 g,
Unguentum Formaldehydi, 2400 Schiebedosen zu 25 g
  durch Unguentum Formaldehydi, 2400 Zinnröhren mit
    Schraubverschluß zu 20 g.

Verringert:

Acidum carbolicum liquefactum von 210000 g auf 90000 g,
Aqua Amygdalarum amararum von 12000 g auf 6000 g,
Cuprum sulfuricum von 4800 auf 900 g,
Fuchsinum von 450 g auf 210 g,
Gummi arabicum pulveratum von 39000 g auf 18000 g,
Jodoformium von 60000 auf 30000 g,
Morphinum hydrochloricum von 12000 auf 6000 Tabletten
  zu 0,01 g,
Liquor Ferri sesquichlorati von 4500 auf 1500 g.

Vermehrt:

Atropinum sulfuricum von 3000 auf 6000 Tabletten zu 0,001 g,
Cocaïnum hydrochloricum von 450 auf 900 g,
Glycerinum von 90000 auf 120000 g,
Jodum von 900 auf 3000 g,
Oleum Terebinthinae von 15000 auf 30000 g.

Wirtschaftsgeräte.

Hinzugetreten:

Bettstellen, zusammenlegbare, 600,
Fleischhackmaschinen   12.

Ersetzt:

72 Handlampen von Blech
  durch 72 niedrige emaillierte Leuchter.

Vermehrt:

Bettlaken von 6000 auf 7800,
Decken, wollene, von 3000 auf 4500,
Eßlöffel von 720 auf 1500,
Socken, baumwollene, von 1002 auf 1500 Paare,
Socken, wollene, von 2001 auf 3000 Paare,
Steckbecken mit Deckel von 72 auf 210,
Zelt, Kranken- 87, (zu 12 Betten) mit Zubehör von 21 auf 42.

Krankenverpflegungsvorrat.

Hinzugetreten:

Kristallisierte Citronensäure 12 kg.

Vermehrt:

Zucker, in Stücken, von 27 auf 150 kg.

Behältnisse.

Hinzugetreten:

6 Kisten mit Klappdeckel für Apothekengeräte, als Kisten
    Nr. 34 und 35, von 110 cm Länge, 60 cm Breite, 60 cm
    Höhe im Lichten,
18 Kisten mit Klappdeckel und 8 Fächern für Arzneimittel,
    als Kisten Nr. 24—29, von 85 cm Länge, 55 cm Breite,
    52 cm Höhe im Lichten,
12 Kisten mit Klappdeckel und eisernen Griffen, als Kisten
    Nr. 11—13 und 30 für die wirtschaftliche Sanitäts-
    ausrüstung, von 110 cm Länge, 60 cm Breite, 60 cm
    Höhe im Lichten.

Abgeändert:

12 Kisten Nr. 24—27 für Apothekengeräte
    in Nr. 30—33,
48 Kisten Nr. 11—26 für die wirtschaftliche Sanitätsausrüstung
    in Nr. 14—29.

III. Übersicht der Arzneimitteländerungen.

a) Ersetzt oder weggefallen:

Acetum in einer Flasche, in der Krankentragentasche — ersetzt durch Weinsäuretabletten im Blechkasten,

Acidum hydrochloricum dilutum in Flaschen — ersetzt durch Salzsäure in zugeschmolzenen Glasröhren,

Acidum tannicum, Tabletten zu 0,06 g — ersetzt durch Tannalbintabletten zu 0,5 g und durch Acidum tannicum in Masse beim Feldlazarett und Etappensanitätsdepot,

Adeps Lanae cum Aqua — ersetzt durch Lanolinum, Unguentum molle, Vaselinum flavum,

Aether — ersetzt durch Aether pro narcosi,

Aether in zugeschmolzenen Glasröhren zu 1,5 ccm — ersetzt durch Coffeïnum-Natrium salicylicum in keimfreier Lösung in zugeschmolzenen Glasröhren und Oleum camphoratum forte,

Chloroformium in großen Stopfenflaschen — ersetzt durch Chloroformium pro narcosi,

Cocaïnum hydrochloricum 0,1 g, Morphinum hydrochloricum 0,025 g, Natrium chloratum 0,2 g, in Tabletten (Schleich) — ersetzt durch Novocain-Suprarenin in zugeschmolzenen Glasröhren,

Collemplastrum Zinci oxydati, 20 v. H., — ersetzt durch Collemplastrum Zinci oxydati in Rollen,

Emplastrum adhaesivum
Emplastrum adhaesivum extensum
} — ersetzt durch Collemplastrum Zinci oxydati und adhaesivum in Rollen,

Emplastrum Cantharidum ordinarium,

Emplastrum Cerussae,

Extractum Strychni — ersetzt durch Tinctura Strychni,

Folia Digitalis concisa — ersetzt durch Folia Digitalis titrata,

Hydrargyrum oxydatum — ersetzt durch Hydrargyrum oxydatum via humida paratum,

Jodum in Flaschen — ersetzt durch Jodum in zugeschmolzenen
       Glasröhren,
Liquor Aluminii acetici — ersetzt durch Liquor Aluminii
       acetico-tartarici,
Liquor Morphini hydrochlorici — ersetzt durch Morphinum
       hydrochloricum in keimfreier Lösung in zugeschmolzenen
       Glasröhren,
Mixtura sulfurica acida,
Oleum Olivarum — ersetzt durch Oleum Arachidis,
Tinctura aromatica — ersetzt durch Tinctura Chinae composita,
Tinctura Jodi — ersetzt durch Jodum in zugeschmolzenen Glas-
       röhren,
Tinctura Valerianae — ersetzt durch Tinctura Valerianae
       aetherea,
Unguentum Formaldehydi in Schiebedosen — ersetzt durch
       Unguentum Formaldehydi in Zinnröhren mit Schraub-
       verschluß,
Unguentum Paraffini — ersetzt durch Lanolinum, Unguentum
       molle, Vaselinum flavum,
Unguentum Plumbi.

  b) **An einzelnen Stellen weggefallen, an den übrigen
belassen oder verringert:**
Acidum aceticum dilutum als Reagens bei der Harnprüfung
       auf Eiweiß — ersetzt durch Natrium bisulfosalicylicum,
Acidum carbolicum liquefactum,
Acidum sulfuricum,
Aqua Amygdalarum amararum,
Chininum hydrochloricum in Tabletten zu 0,3 g,
Cuprum sulfuricum,
Fuchsinum,
Gummi arabicum pulveratum,
Jodoformium,
Kalium bromatum pulveratum,
Liquor Ferri sesquichlorati,
Magnesia usta,
Natrium bicarbonicum pulveratum,
Pulvis Liquiritiae compositus,
Radix Althaeae concisa,
Rhizoma Rhei,
Spiritus aethereus — ersetzt durch Tinctura Valerianae aetherea.

c) Überall verringert:

Morphinum hydrochloricum in Tabletten zu 0,01 g — ersetzt durch Morphinum hydrochloricum in keimfreier Lösung in zugeschmolzenen Glasröhren.

d) An einzelnen vorderen Stellen in geringer Menge hinzugekommen, bei den mittleren Formationen verringert, beim Etappensanitätsdepot vermehrt:

Glycerinum.

e) An einzelnen Stellen hinzugekommen, an den übrigen belassen oder vermehrt:

Acidum tartaricum in Tabletten zu 0,75 g — ersetzt im Blechkasten in der Krankentragetasche Acetum in einer Flasche,
Atropinum sulfuricum in Tabletten zu 0,001 g,
Cocaïnum hydrochloricum,
Kalium permanganicum,
Oleum Terebinthinae,
Solutio Fehling I und II.

f) Hinzugekommen:

Acidum diaethylbarbituricum = Ersatz für Veronal in Tabletten zu 0,3 g,
Acidum hydrochloricum dilutum 10 g, in zugeschmolzenen Glasröhren — ersetzt Salzsäure in Flaschen,
Acidum tannicum beim Feldlazarett und Etappensanitätsdepot — ersetzt mit Tannalbin in Tabletten Acidum tannicum in Tabletten,
Aether pro narcosi in Flaschen zu 150 ccm (= 100 g) — ersetzt beigetriebenen Äther,
Argentum proteïnicum = Ersatz für Protargol,
Chloroformium pro narcosi in mit zinkoxydhaltigem Gelatineleime verschlossenen Flaschen zu 50 g = 30 ccm — ersetzt Chloroformium in großen Stopfenflaschen,
Chrysarobinum,
Coffeïnum-Natrium salicylicum 0,2 g in keimfreier Lösung von 1 ccm, in zugeschmolzenen Glasröhren — ersetzt mit Oleum camphoratum forte Aether in zugeschmolzenen Glasröhren,

Collemplastrum adhaesivum, 5 m × 8 cm, Collemplastrum Zinci oxydati, 5 m × 2,5 cm, } in Rollen — ersetzt Collemplastrum Zinci oxydati, 20 v. H., Emplastrum adhaesivum, Emplastrum adhaesivum extensum,

Extractum Filicis,

Folia Digitalis titrata in Blechbüchsen zu 25 g — ersetzt Folia Digitalis concisa,

Hexamethylentetraminum = Ersatz für Urotropin in Tabletten zu 0,5 g,

Hydrargyrum oxydatum via humida paratum — ersetzt Hydrargyrum oxydatum,

Hydrogenium peroxydatum,

Jodum 10 g, Kalium jodatum 3,5 g in zugeschmolzenen Glasröhren, mit 90 g Weingeist in einer Standflasche zu lösen, die sich in einem Blechkasten befindet, dessen Asbestauskleidung mit dem joddampfbindenden, in Glycerin gelösten Natrium subsulfurosum getränkt ist — ersetzt vorrätige Jodtinktur und Jod in Flaschen,

Lanolinum — ersetzt mit Unguentum molle und Vaselinum flavum Adeps Lanae cum Aqua und Unguentum Paraffini,

Liquor Aluminii acetico-tartarici — ersetzt Liquor Aluminii acetici,

Morphinum hydrochloricum 0,02 g in keimfreier Lösung von 1 ccm, in zugeschmolzenen Glasröhren — ersetzt Liquor Morphini hydrochlorici und einen Teil der Morphiumtabletten,

Natrium bisulfosalicylicum — ersetzt Acidum aceticum dilutum als Reagens bei der Harnprüfung auf Eiweiß,

Novocain 0,5 g, Suprarenin bitartaricum 0,00182 g, Natrium chloratum 0,6 g in zugeschmolzenen Glasröhren — ersetzt die Schleich-Tabletten,

Oleum Arachidis — ersetzt Oleum Olivarum,

Oleum camphoratum forte, mit Oleum Arachidis bereitet — ersetzt Oleum camphoratum und Aether in zugeschmolzenen Glasröhren,

Pilocarpinum hydrochloricum,

Pyrazolonum dimethylaminophenyldimethylicum = Ersatz für Pyramidon in Tabletten zu 0,2 g,

Scopolaminum hydrobromicum 0,0005 g in keimfreier Lösung von 1 ccm, in zugeschmolzenen Glasröhren,

g-Strophanthinum cristallisatum 0,0005 g in keimfreier physiologischer Kochsalzlösung von 1 ccm, in zugeschmolzenen
Glasröhren,

Sulfur depuratum,

Suprarenin 1 $^o/_{oo}$ige keimfreie Lösung, 1 und 5 ccm in zugeschmolzenen Glasröhren,

Talcum,

Tannalbin in Tabletten zu 0,5 g — ersetzt mit Acidum
tannicum in Masse Acidum tannicum in Tabletten,

Tinctura Chinae composita — ersetzt Tinctura aromatica,

Tinctura Colchici,

Tinctura Strychni — ersetzt Extractum Strychni,

Tinctura Valerianae aetherea — ersetzt Tinctura Valerianae
und Spiritus aethereus,

Tropacocaïnum hydrochloricum 0,5 g, Suprarenin bitartaricum·
0,000182 g in zugeschmolzenen Glasröhren,

Unguentum Acidi borici, mit Unguentum molle bereitet, zu
50 g in Zinnröhren mit Schraubverschluß, dazu Zinn-
röhrenfüllmaschinen und Zinnröhrenschließmaschinen beim
Etappensanitätsdepot,

Unguentum Formaldehydi zu 20 g in Zinnröhren mit Schraubverschluss — ersetzt Unguentum Formaldehydi in
Schiebedosen zu 25 g,

Unguentum molle ⎱ — ersetzen mit Lanolinum Adeps Lanae
Vaselinum flavum ⎰ cum Aqua und Unguentum Paraffini.

IV. Übersicht über die An-

Vorbemerkung. Nicht aufgenommen sind die Krankentragetasche, die 20 Tabletten zu 0,75 g Acidum tartaricum und 1 Rolle Collemplastrum Zinci oxydati zu 5 m × 2,5 cm enthält, der Verbandmittelkasten für Luftschiffe, der 1 Rolle Collemplastrum Zinci oxydati zu 5 m × 2,5 cm aufweist, sowie der planmäßige Hilfs-

1	II	III	IV
Nr.		Abgeteilte Menge	Art der Packung
	Auge.		
1	Atropinum sulfuricum	0,001 g	Tabletten
2	Cocaïnum hydrochloricum, g	—	—
3	Homatropinum hydrobromicum, g	—	—
4	Hydrargyrum oxydatum via humida paratum, g	—	—
5	Pilocarpinum hydrochloricum, g	—	—
6	Zincum sulfuricum, g	—	—
	59, 62, 64, 117, 118, 119, 120, 132		
	Luftwege.		
7	Acidum benzoïcum, g	—	—
8	Aqua Amygdalarum amararum, g	—	—
9	Liquor Ammonii anisatus, g	—	—
10	Oleum Anisi, g	—	—
11	Pulvis Liquiritiae compositus, g	—	—
12	Radix Althaeae concisa, g	—	—
13	Radix Ipecacuanhae concisa, g	—	—
14	Radix Ipecacuanhae pulverata, g	—	—
15	Radix Senegae concisa, g	—	—
16	Tablettae solventes	—	Tabletten
	26, 29, 37, 43, 91, 100, 125, 129, 130, 153		
	Magen.		
17	Acidum hydrochloricum dilutum	10 ccm	zug. Glasr.
18	Acidum tartaricum	0,75 g	Tabletten
19	Bismutum carbonicum, g	—	—
20	Bismutum subnitricum, g	—	—
21	Folia Menthae piperitae	2 g	Tabletten
22	Magnesia usta, g	—	—
23	Natrium bicarbonicum	1 g	Tabletten
24	Natrium bicarbonicum pulveratum, g	—	—
25	Oleum Menthae piperitae, g	—	—
26	Pulvis Ipecacuanhae stibiatus	0,65 g	Tabletten
27	Saccharum in Stücken, g	—	—
28	Saccharum Lactis pulveratum, g	—	—
29	Tartarus stibiatus, g	—	—
30	Tinctura Chinae composita, g	—	—
31	Tinctura Strychni, g	—	—
	2, 32, 33, 34, 37, 38, 43, 59, 64, 111, 112, 125, 128, 129		

wendung der Arzneimittel.

lazarettzug, der 2 Sanitätskästen und damit die doppelte Menge der in Spalte VIII angegebenen Arzneimittel besitzt. In der Sanitätstasche (Paar) der Krankenträger der Infanterie und Jäger (Schützen) sowie in der Sanitätstasche der Sanitätspackpferdführer der Kavallerie befinden sich keine Arzneimittel.

V	VI	VII	VIII	IX	X	XI	XII	XIII	XIV	XV	XVI	Nr.
Sanitäts-tasche	Sanitäts-tornister	Sanitäts-packtasche	Sanitäts-kasten	Infanterie-sanitätswagen	Kavallerie-sanitätswagen	Sanitäts-vorratswagen	Sanitäts-kompagnie	Feldlazarett	Lazarettzug	Etappen-sanitätsdepot	Sanitäts-abteilung des Güterdepots	
—	—	—	10	10	10	50	100	200	10	6000	2000	1
—	—	5	5	5	5	20	20	60	5	900	500	2
—	—	—	—	—	—	—	—	—	—	—	100	3
—	—	—	—	—	—	—	—	100	—	900	400	4
—	—	—	—	—	—	5	—	10	5	90	200	5
—	—	—	20	50	—	—	100	250	—	4500	3000	6
—	—	—	—	—	—	—	—	40	10	1500	1000	7
—	—	—	—	—	—	—	—	250	—	6000	4000	8
—	—	—	—	—	—	—	—	100	—	—	—	9
—	—	—	—	—	—	—	—	50	—	900	400	10
—	—	—	—	—	—	—	—	—	—	6000	4000	11
—	—	—	—	—	—	—	—	—	—	24000	4000	12
—	—	—	—	—	—	—	—	250	—	4500	3000	13
—	—	—	—	—	—	—	—	500	25	9000	6000	14
—	—	—	—	—	—	—	—	500	—	12000	4000	15
—	—	—	150	250	120	600	1000	—	1000	18000	5000	16
—	—	—	5	10	—	—	20	40	10	600	400	17
10	—	20	100	160	80	600	1500	1000	—	12000	8000	18
—	—	—	—	—	—	—	—	—	—	—	1000	19
—	—	—	—	—	—	—	—	200	—	2400	2000	20
—	—	—	100	200	—	—	600	1000	500	18000	6000	21
—	—	—	—	—	—	—	—	—	—	2250	1200	22
10	—	40	200	400	180	800	1000	1500	1000	27000	15000	23
—	—	—	—	—	—	—	—	—	—	21000	10000	24
—	—	—	—	—	—	—	—	—	—	2400	1000	25
—	—	—	40	60	—	—	40	500	—	9000	6000	26
—	—	—	100	150	—	—	1000	2000	—	—	—	27
—	—	—	—	—	—	—	—	200	—	4500	3000	28
—	—	—	—	—	—	—	—	—	—	2250	1000	29
—	—	—	100	100	—	—	1000	1000	250	30000	20000	30
—	—	—	20	20	20	140	100	200	—	6000	3000	31

I	II	III	IV
Nr.		Abgeteilte Menge	Art der Packung
	Darm.		
32	Acidum tannicum, g	—	—
33	Extractum Opii, g	—	—
34	Gummi arabicum pulveratum, g	—	—
35	Hydrargyrum chloratum	0,2 g	Tabletten
36	Oleum Ricini, g	—	—
37	Opium pulveratum, g	—	—
38	Pulvis Ipecacuanhae opiatus	0,3 g	Tabletten
39	Rhizoma Rhei concisum, g	—	—
40	Rhizoma Rhei	0,5 g	Tabletten
41	Sal Carolinum factitium, g	—	—
42	Tannalbin	0,5 g	Tabletten
43	Tinctura Opii simplex, g	—	—
44	Extractum Filicis (Wurmmittel), g	—	—
45	Santoninum (Wurmmittel), g	—	—
	11, 19, 20, 22, 64, 71, 77, 111, 112, 125, 128, 129, 130		
	Herz.		
46	Camphora, g	—	—
47	Coffeïnum-Natrium salicylicum, keimfrei	0,2 g : 1 ccm	zug. Glasr.
48	Digalen	1 g	zug. Glasr.
49	Digipuratum	0,1 g	Tabletten
50	Folia Digitalis titrata	25 g	Blechbüchse
51	Oleum camphoratum forte, g	—	—
52	Spiritus aethereus, g	—	—
53	g-Strophanthinum cristallisatum (phys. Kochsalzlösung), keimfrei	0,0005 g : 1 ccm	zug. Glasr.
54	Tinctura Valerianae aetherea, g	—	—
	7, 9, 85		
	Nieren.		
55	Hexamethylentetraminum (Ersatz für Urotropin)	0,5 g	Tabletten
56	Theobromino-natrium salicylicum (Ersatz für Diuretin)	0,3 g	Tabletten
57	Theophyllinum (Theocin)	0,2 g	Tabletten
	47, 48, 49, 50, 53		
	Harnwege.		
58	Argentum colloïdale (Ersatz für Collargolum), g	—	—
59	Argentum nitricum, g	—	—
60	Argentum proteïnicum (Ersatz für Protargol), g	—	—
61	Balsamum Copaïvae, g	—	—
62	Cuprum sulfuricum, g	—	—
63	Kalium permanganicum, g	—	—
64	Plumbum aceticum, g	—	—
	6, 20, 32, 55, 71, 132		
	Haut.		
65	Amylum Tritici, g	—	—
66	Bismutum subgallicum (Ersatz für Dermatol), g	—	—
67	Chrysarobinum	—	—
68	Jodoformium, g	—	—

V	VI	VII	VIII	IX	X	XI	XII	XIII	XIV	XV	XVI	Nr.
Sanitäts-tasche	Sanitäts-tornister	Sanitäts-packtasche	Sanitäts-kasten	Infanterie-sanitätswagen	Kavallerie-sanitätswagen	Sanitäts-vorratswagen	Sanitäts-kompagnie	Feldlazarett	Lazarettzug	Etappen-sanitätsdepot	Sanitäts-abteilung des Güterdepots	
—	—	—	—	—	—	—	—	200	—	3000	2000	32
—	—	—	—	—	—	—	—	—	—	—	400	33
—	—	—	50	100	—	—	250	1000	125	18000	12000	34
—	—	—	50	100	90	400	200	2000	—	12000	3000	35
—	—	—	100	400	—	—	500	3000	400	60000	60000	36
—	—	—	—	—	—	—	—	760	—	12000	8000	37
—	—	25	60	200	100	500	400	800	100	48000	10000	38
—	—	—	—	—	—	—	—	—	—	6000	—	39
—	—	—	40	30	60	360	100	500	—	4500	2000	40
—	—	—	100	200	—	—	—	1500	—	21000	12000	41
—	—	—	50	50	30	200	200	500	—	18000	12000	42
20	30	50	30	200	100	700	500	1000	250	42000	20000	43
—	—	—	—	—	—	—	—	200	—	1200	1000	44
—	—	—	—	—	—	—	—	—	—	—	100	45
—	—	—	20	30	—	—	—	500	20	5250	2000	46
—	20	10	30	60	50	400	400	600	100	3000	1000	47
—	—	—	—	—	—	—	—	—	—	—	600	48
—	—	—	—	—	—	—	—	—	—	—	600	49
—	—	—	—	—	—	—	—	12	2	180	60	50
—	30	20	25	30	30	260	100	200	50	9000	4000	51
—	—	—	—	—	—	—	—	—	—	22500	10000	52
—	—	—	—	—	—	—	—	—	—	300	800	53
20	20	20	100	100	80	320	500	1000	50	30000	10000	54
—	—	—	—	—	—	—	—	500	—	4500	2000	55
—	—	—	—	—	—	—	—	—	—	—	800	56
—	—	—	—	—	—	—	—	—	—	—	400	57
—	—	—	—	—	—	—	—	—	—	—	800	58
—	—	—	5	15	—	—	50	160	15	1500	500	59
—	—	—	—	—	—	—	—	200	—	1200	500	60
—	—	—	—	—	—	—	—	—	—	—	2000	61
—	—	—	—	—	—	—	—	100	—	900	2000	62
—	—	—	—	30	—	—	—	200	—	4500	3000	63
—	—	—	50	75	—	—	300	1000	—	30000	20000	64
—	—	—	—	—	—	—	—	250	—	6000	4000	65
—	—	—	—	—	—	—	—	—	—	—	2000	66
—	—	—	—	—	—	—	—	250	—	3000	2000	67
—	30	30	50	100	50	300	200	1000	100	30000	20000	68

I	II	III	IV
Nr.		Abgeteilte Menge	Art der Packung
69	Lithargyrum (zum Bereiten von Liquor Plumbi subacetici), g	—	—
70	Pulvis salicylicus cum Talco, g	—	—
71	Resorcinum, g	—	—
72	Sulfur depuratum, g	—	—
73	Talcum, g	—	—
74	Zincum oxydatum, g	—	—
	20, 32, 59, 154		
75	Ammonium sulfoichthyolicum (Ersatz für Ichthyol), g	—	—
76	Balsamum peruvianum, g	—	—
77	Glycerinum, g	—	—
78	Lanolinum, g	—	—
79	Sebum salicylatum (2 v. H.)	20 g	Blechschacht.
80	Sebum salicylatum (2 v. H.), g	—	—
81	Unguentum Acidi borici	50 g	Zinnröhren
82	Unguentum Formaldehydi (10 v. H.)	20 g	Zinnröhren
83	Unguentum molle, g	—	—
84	Vaselinum flavum, g	—	—
85	Charta sinapisata, Blatt	—	—
86	Collemplastrum adhaesivum zum Zugverbande	5 m × 8 cm	Rollen
87	Collemplastrum Zinci oxydati	5 m × 2,5 cm	Rollen
88	Collodium, g	—	—
89	Mastix, g	—	—
90	Liquor Ammonii caustici, g	—	—
91	Mentholum, g	—	—
92	Oleum Arachidis, g	—	—
93	Oleum camphoratum, g	—	—
94	Oleum Lini, g	—	—
95	Oleum Sinapis, g	—	—
96	Paraffinum liquidum, g	—	—
97	Spiritus camphoratus, g	—	—
98	Spiritus saponatus, g	—	—
	124, 153, 155		
	Syphilis.		
99	Jodipin (25 v. H.), g	—	—
100	Kalium jodatum, g	—	—
101	Salvarsan, Neosalvarsan	0,3 und 0,6 g	zug. Glasr.
102	Unguentum Hydrargyri cinereum, g	—	—
	Gicht und Rheumatismus.		
103	Tinctura Colchici, g	—	—
	17, 75, 92, 104, 106, 107, 134, 144		
	Fieber.		
104	Acidum acetylosalicylicum (Ersatz für Aspirin)	0,5 g	Tabletten
105	Chininum hydrochloricum	0,3 g	Tabletten
106	Pyrazolonum dimethylaminophenyldimethylicum (Ersatz für Pyramidon)	0,2 g	Tabletten
107	Pyrazolonum phenyldimethylicum (Ersatz für Antipyrin)	0,5 g	Tabletten
	17, 114		

Spaltenbezeichnungen (Gruppen in Spalte II): Pulver (69–74), Salben (75–84), Pflaster (85–89), Einreibung (90–98).

V	VI	VII	VIII	IX	X	XI	XII	XIII	XIV	XV	XVI	Nr.
Sanitäts-tasche	Sanitäts-tornister	Sanitäts-packtasche	Sanitäts-kasten	Infanterie-sanitätswagen	Kavallerie-sanitätswagen	Sanitäts-vorratswagen	Sanitäts-kompagnie	Feldlazarett	Lazarettzug	Etappen-sanitätsdepot	Sanitäts-abteilung des Güterdepots	
—	—	—	—	—	—	—	—	—	—	2400	3000	69
—	—	—	100	150	—	—	400	1000	—	45000	40000	70
—	—	—	—	—	—	—	—	—	—		1000	71
—	—	—	—	—	—	—	—	200	—	3000	2000	72
—	—	—	—	175	150	300	500	500	200	6000	4000	73
—	—	—	—	—	—	—	—	100	—	2250	2000	74
—	—	—	—	—	—	—	—	—	—	—	2000	75
—	—	—	60	250	250	1000	500	2600	—	37500	20000	76
—	—	—	90	250	—	500	700	1000	300	120000	40000	77
—	—	—	—	—	—	—	—	—	—	12000	8000	78
1	—	—	12	120	—	15	60	120	—	3600	2000	79
—	—	—	—	—	—	—	—	800	—	—	—	80
—	2	4	5	20	10	120	200	300	20	1800	1000	81
—	—	—	8	80	1	10	40	80	—	2400	1200	82
—	—	—	50	50	50	200	200	1000	100	12000	6000	83
—	—	—	—	—	—	—	—	—	—	30000	20000	84
$2^{1}/_{2}$	—	—	30	50	25	150	100	100	50	9000	2000	85
—	—	—	—	—	—	—	—	10	—	300	400	86
1	2	5	6	14	10	80	50	70	15	2400	4000	87
—	—	—	30	60	—	—	150	60	—	4800	2000	88
—	—	—	—	—	—	—	—	—	—	—	12000	89
15	—	—	120	250	—	—	500	1000	250	15000	4000	90
—	—	—	—	—	—	—	—	—	—	—	1000	91
—	—	—	100	100	—	—	500	2000	400	30000	30000	92
—	—	—	—	—	—	—	—	—	—	—	4000	93
—	—	—	—	—	—	—	—	—	—	—	200000	94
—	—	—	—	—	—	—	—	30	—	900	600	95
—	—	—	—	—	—	—	—	—	—	—	4000	96
—	—	—	—	—	—	—	200	1000	—	—	—	97
—	—	—	—	—	—	—	—	1000	—	12000	40000	98
—	—	—	—	—	—	—	—	—	—	—	1000	99
—	—	—	30	100	—	—	—	500	—	9000	6000	100
—	—	—	—	—	—	—	—	—	—	—	800	101
—	—	—	100	150	100	700	300	1500	—	24000	20000	102
—	—	—	—	20	20	140	100	200	—	9000	6000	103
—	—	—	30	50	30	200	500	1200	50	18000	20000	104
—	—	30	60	50	50	200	—	1000	100	45000	20000	105
—	—	—	—	—	—	—	—	500	—	4500	4000	106
—	—	20	60	40	80	400	200	1000	100	30000	6000	107

I	II	III	IV
Nr.		Abgeteilte Menge	Art der Packung

Blutbildung.

I	II	III	IV
108	Ferrum oxydatum saccharatum, g	—	—
109	Liquor Kalii arsenicosi, g........................	—	—
110	Natrium chloratum, g	—	—

Blutstillung.

I	II	III	IV
111	Extractum Secalis cornuti, g.....................	—	—
112	Gelatina sterilisata Merck (20 v. H.)	20 ccm	Glasröhren
113	Liquor Ferri sesquichlorati, g....................	—	—
114	Mixtura sulfurica acida, g	—	—
	19, 32, 33, 42, 43, 59, 64, 66, 117, 118, 119, 135, 142, 144		

Betäubung.

I	II	III	IV
115	Aether chloratus................................	100 g	Glasr. m. Schraubv.
116	Novocain.. Suprarenin bitartaricum................... Natrium chloratum...................	0,5 g 0,00182 g 0,6 g	zug. Glasr.
117	Suprarenin 1 : 1000, keimfrei	1 ccm	zug. Glasr.
118	Suprarenin 1 : 1000, keimfrei	5 ccm	zug. Glasr.
119	Suprarenin	10 ccm	Flaschen
120	Tropacocaïnum hydrochloricum.............. Suprarenin bitartaricum..................	0,05 g 0,000182 g	zug. Glasr.
	2		
121	Acidum diaethylbarbituricum (Ersatz für Veronal)......................................	0,3 g	Tabletten
122	Aether pro narcosi.............................	150 ccm	Flaschen
123	Chloralum hydratum, g........................	—	—
124	Chloroformium pro narcosi	50 g = 30 ccm	Flaschen
125	Codeïnum phosphoricum, g	—	—
126	Kalium bromatum, g	—	—
127	Methylsulfonalum (Ersatz für Trional)	1 g	Tabletten
128	Morphinum hydrochloricum, g	—	—
129	Morphinum hydrochloricum....................	0,01 g	Tabletten
130	Morphinum hydrochloricum, keimfrei..........	0,02 g : 1 ccm	zug. Glasr.
131	Scopolaminum hydrobromicum	0,0005 g : 1 ccm	zug. Glasr.
	37, 38, 43		

Die Spalte II für 115–131 ist mit **Örtliche** (116–120) und **Allgemeine** (121–131) überschrieben.

Keimtötung und Fäulnisverhinderung.

I	II	III	IV
132	Acidum boricum pulveratum, g....................	—	—
133	Acidum carbolicum liquefactum, g...............	—	—
134	Acidum salicylicum, g	—	—
135	Alcohol absolutus, g...........................	—	—
136	Alumen pulveratum, g	—	—
137	Calcaria chlorata...............................	—	—
138	Cresolum crudum................................	—	—

V	VI	VII	VIII	IX	X	XI	XII	XIII	XIV	XV	XVI	Nr.
Sanitäts-tasche	Sanitäts-tornister	Sanitäts-packtasche	Sanitäts-kasten	Infanterie-sanitätswagen	Kavallerie-sanitätswagen	Sanitäts-vorratswagen	Sanitäts-kompagnie	Feldlazarett	Lazarettzug	Etappen-sanitätsdepot	Sanitäts-abteilung des Güterdepots	
—	—	—	—	—	—	—	—	400	—	2400	1600	108
—	—	—	—	—	—	—	—	60	—	900	600	109
—	—	—	25	40	—	—	500	500	—	24000	10000	110
—	—	—	—	—	—	—	60	60	—	900	400	111
—	—	—	—	—	—	—	—	—	—	—	1000	112
—	—	—	—	—	—	—	—	—	—	—	2000	113
—	—	—	—	—	—	—	—	—	—	—	2000	114
—	—	—	—	—	—	—	—	—	—	—	120	115
—	—	—	—	10	5	30	40	80	20	900	800	116
—	—	—	—	10	5	30	20	40	10	600	400	117
—	—	—	—	10	5	30	20	40	10	600	400	118
—	—	—	—	—	—	—	—	—	—	—	400	119
—	—	—	—	—	—	—	—	40	—	300	80	120
—	—	—	—	—	—	—	—	200	—	3000	2000	121
—	—	—	—	—	—	—	—	—	—	6000	2000	122
—	—	—	—	—	—	—	—	500	150	12000	8000	123
—	—	—	4	8	7	54	70	130	30	3000	2000	124
—	—	—	—	—	—	—	—	—	—	—	100	125
—	—	—	—	—	—	—	—	500	—	6000	2000	126
—	—	—	—	—	—	—	—	—	—	—	800	127
—	—	—	—	—	—	—	10	120	—	2400	1200	128
—	—	—	10	50	30	180	200	300	50	6000	4000	129
—	30	40	40	120	80	460	260	500	200	6000	4000	130
—	—	—	10	20	10	70	80	160	10	3000	1000	131
—	—	—	50	50	—	—	200	300	200	9000	3000	132
—	—	—	125	600	300	1100	1000	2000	—	90000	200000	133
—	—	—	—	—	—	—	50	100	—	3000	2000	134
—	—	—	—	—	—	—	—	—	—	—	40000	135
—	—	—	—	—	—	—	—	400	—	12000	8000	136
—	—	—	—	—	—	—	—	g 1000	—	kg 1950	kg 800	137
—	—	—	—	—	—	—	—	—	g 5000	kg 450	kg 400	138

I	II	III	IV
Nr.		Abgeteilte Menge	Art der Packung
139	Formaldehyd solutus, kg	—	—
140	Hydrargyrum bichloratum pulveratum, g	—	—
141	Hydrargyrum bichloratum	0,5 g	Tabletten
142	Hydrogenium peroxydatum solutum, g	—	—
143	Jodum 10 g, Kalium jodatum 3,5 g	—	zug. Glasr.
144	Kalium chloricum, g	—	—
145	Liquor Aluminii acetico-tartarici, g	—	—
146	Natrium carbonicum	1 g	Tabletten
147	Perhydrol	50 oder 100 g	Flaschen
148	Tinctura Jodi, g	—	—
149	Tinctura Myrrhae, g	—	—
150	Zincum chloratum, g	—	—
	6, 35, 55, 58, 59, 60, 63, 66, 68, 70, 71, 76, 79, 80, 81, 82, 98, 155		
	Reinigung.		
151	Acidum sulfuricum, g	—	—
152	Kali causticum fusum, g	—	—
153	Oleum Terebinthinae, g	—	—
154	Sapo in Stücken, g	—	—
155	Spiritus	—	—
	90, 98, 146		
	Zur Erhärtung von Verbänden.		
156	Calcium sulfuricum ustum, g	—	—
157	Liquor Natrii silicici, g	—	—
	Heilsera.		
158	Serum antidiphthericum	1500 J. E.	Flaschen
159	Serum antitetanicum	20 A. E.	Flaschen

Vergiftungen.

a	Ätzende Alkalien: **18, 92**
b	Arsenik: **6, 22, 26, 29, 108**
c	Atropin: **5, 26, 29, 32, 62, 131**
d	Blausäure (Cyankali): **26, 29, 46, 51, 52, 62, 63, 90, 121, 142**
e	Cocain: **51**
f	Formaldehyd: **9, 90**
g	Höllenstein: **17, 110**

V	VI	VII	VIII	IX	X	XI	XII	XIII	XIV	XV	XVI	Nr.
Sanitäts-tasche	Sanitäts-tornister	Sanitäts-packtasche	Sanitäts-kasten	Infanterie-sanitätswagen	Kavallerie-sanitätswagen	Sanitäts-vorratswagen	Sanitäts-kompagnie	Feldlazarett	Lazarettzug	Etappen-sanitätsdepot	Sanitäts-abteilung des Güterdepots	
—	—	—	—	—	—	—	—	—	—	15	200	139
—	—	—	—	—	—	—	—	200	—	12000	8000	140
—	—	20	160	320	160	1580	1000	1260	500	75000	2400	141
—	—	—	—	—	—	—	—	—	—	12000	12000	142
—	—	4	10	10	10	50	20	60	10	1500	800	143
—	—	—	100	100	—	—	250	1000	—	15000	4000	144
—	—	—	100	500	100	800	500	1000	200	30000	40000	145
—	—	—	50	110	60	300	1000	2000	—	21000	10000	146
—	—	—	—	—	—	—	—	—	—	—	200	147
—	—	100	100	100	100	200	200	200	100	—	—	148
—	—	—	—	—	—	—	—	400	—	9000	6000	149
—	—	—	—	—	—	—	—	250	—	4500	3000	150
—	—	—	—	—	—	—	—	—	—	4500	6000	151
—	—	—	—	—	—	—	—	30	—	1200	2000	152
20	50	50	50	100	75	300	200	400	100	30000	20000	153
60	—	60	250	500	120	1240	—	—	—	—	—	154
—	—	—	g100	g400	g2000	g9000	l 4	l 18	g250	l 300	kg 400	155
—	—	—	1200	4000	4000	25000	23000	58000	8000	975000	800000	156
—	—	—	—	—	—	—	—	—	—	9000	6000	157
—	—	—	—	—	—	—	—	—	—	—	800	158
—	—	—	—	—	—	—	—	—	—	—	2000	159

h	Karbolsäure (Kresol, Lysol, Creolin): 26, 29, 46, 62, 121, 136, 155
i	Morphin (Opium): 1, 32, 46, 63, 85, 121
k	Phosphor: 46, 62, 63, 85, 153
l	Pilze: 1, 26, 29, 35, 36, 40, 41, 62
m	Quecksilber (Sublimat): 22, 33, 37, 38, 43
n	Säuren: 22, 23, 24, 154
o	Schlangenbiß: 63, 90, 137
p	Strychnin: 26, 29, 32, 62, 122, 125

V. Übersicht über die Prüfungsmittel.

I	II	III	IV	V	VI	VII	VIII	IX	X
		Mikroskop mit Zubehör	Kleiner	Großer	Infanterie-sanitätswagen	Sanitäts-vorratswagen	Feldlazarett	Etappen-sanitätsdepot	Sanitäts-abteilung des Güterdepots
Nr.			Reagentienkasten						
1	Äther, g	—	—	30	—	—	—	—	—
2	Alkohol, absoluter, g	10	—	30	—	—	—	—	40000
3	Ammoniakflüssigkeit, g	—	—	50	—	—	—	15000	40000
4	Ammoniumcarbonat, g	—	—	—	—	—	—	—	400
5	Ammoniumcarbonatlösung (1 + 4 Wasser + 1 Ammoniakflüssigkeit), g	—	—	50	—	—	—	—	—
6	Ammoniumchloridlösung (0,013 : 1000), g	—	50	—	—	—	—	—	4000
7	Ammoniumoxalatlösung (1 + 24), g	—	—	50	—	—	—	—	—
8	Ammoniumrhodanid, zug. Glasr. (1,5224 g)	—	—	1	—	—	—	—	40
9	Baryumchlorid, g	—	—	—	—	—	—	—	400
10	Baryumnitratlösung (1 + 19), g	—	—	50	—	—	—	—	—
11	Borax, zug. Glasr. (3,322 g)	—	—	2	—	—	—	—	80
12	Brucinlösung (1 : 800), g	—	50	—	—	—	—	—	4000
13	Chloroform, g	—	—	75	—	—	—	—	—
14	Dimethylaminazobenzol, g	—	—	3	—	—	—	—	—
15	Eisenchloridlösung, g	—	—	50	—	—	—	—	2000
16	Essigäther, g	—	—	30	—	—	—	—	400
17	Essigsäure, verdünnte, g	—	—	—	—	—	—	3000	2000
18	Fehlingsche Lösung I und II, g	—	—	—	100	200	—	3000	—
19	Ferriammoniumsulfat, g	—	—	5	—	—	—	—	—
20	Ferrosulfat, g	—	—	10	—	—	—	—	—
21	Formaldehydlösung, g	—	—	50	—	—	—	15 kg	200 kg
22	Fuchsin, g	—	—	—	—	—	—	200	400
23	Gentianaviolett, g	—	—	—	—	—	—	—	400
24	Giemsalösung, g	10	—	—	—	—	—	—	6000
25	Jodeosin, g	—	—	1	—	—	—	—	—
26	Jodjodkalilösung, g	10	—	—	—	—	—	—	—
27	Kaliumchlorat, g	—	—	10	—	—	—	15000	4000
28	Kaliumchloridlösung (0,063 : 1000), g	—	100	—	—	—	—	—	—
29	Kaliumdichromat, Kristalle, g	—	—	10	—	—	—	—	400
30	Kaliumdichromat, zug. Glasr. (0,9823 g)	—	—	1	—	—	—	—	40
31	Kaliumferricyanid, g	—	—	10	—	—	—	—	—
32	Kaliumferrocyanid, g	—	—	10	—	—	—	—	200
33	Kaliumjodid, g	—	—	10	—	—	—	9000	6000
34	Kaliumnatriumtartrat, g	—	—	—	—	—	—	1500	1000
35	Kaliumnitratlösung (0,04 : 1000), g	—	50	—	—	—	—	—	4000
36	Kaliumnitritlösung (0,0024 : 1000), g	—	50	—	—	—	—	—	4000
37	Kaliumpermanganat, g	—	—	10	—	—	—	4500	3000
38	Kaliumpermanganatlösung (etwa $^1/_{100}$ n), g	—	100	—	—	—	—	—	—
39	Karbolfuchsin, g	10	—	—	—	—	—	—	—
40	Karbolgentianaviolett, g	10	—	—	—	—	—	—	—
41	Kupferfeile, g	—	—	10	—	—	—	—	—
42	Kupfersulfat, g	—	—	10	—	—	—	900	2000

I	II	III	IV	V	VI	VII	VIII	IX	X
Nr.		Mikroskop mit Zubehör	Kleiner	Großer	Infanterie-sanitätswagen	Sanitäts-vorratswagen	Feldlazarett	Etappen-sanitätsdepot	Sänitäts-abteilung des Güterdepots
			Reagentienkasten						
43	Kurkumapapier	—	—	100 Streifen	—	—	—	—	—
44	Lackmuspapier, rot und blau	—	einige Streifen	je 100 Streifen	—	—	4 Bogen	90 Bog.	200 Heft 60 Boge
45	Magnesiumsulfat, g	—	—	—	—	—	—	–	200
46	Magnesiumsulfatlösung (1 + 9), g	—	—	50	—	—	—	—	—
47	Methylenblau, g	—	—	—	—	—	—	—	400
48	Methylenblaulösung, Löfflers, g	10	—	—	—	—	—	—	—
49	Natriumbisulfosalicylat, g	—	—	—	10	20	—	900	1000
50	Natriumcarbonat, g	—	—	10	—	—	—	—	4000
51	Natriumphosphat, g	—	—	—	—	—	—	—	200
52	Natriumphosphatlösung (1 + 9), g	—	—	50	—	—	—	—	—
53	Natriumsulfat, getrocknetes, g	—	—	10	—	—	—	—	200
54	Natriumsulfid (H_2S-Bereitung), g	—	—	10	—	—	—	—	—
55	Natriumsulfit, Kristalle, g	—	—	10	—	—	—	—	—
56	Natriumthiosulfat, zug. Glasr. ($4{,}9644$ g)	—	—	1	—	—	—	—	40
57	Natronlauge, g	—	—	50	—	—	—	—	2000
58	Nesslers Reagens, g	—	50	50	—	—	—	—	4000
59	Nitroprussidnatrium, g	—	—	10	—	—	—	—	100
60	Oxalsäure, zug. Glasr. ($1{,}26$)	—	—	1	—	—	—	—	80
61	Oxalsäurelösung ($^1/_{100}$ n), g	—	100	—	—	—	—	—	—
62	Paraffin, flüssiges, g	—	—	—	—	—	—	—	4000
63	Phenolphthalein, g	10	—	3	—	—	—	—	—
64	Quecksilberchlorid, g	—	—	10	—	—	—	12000	8000
65	Salpetersäure, g	—	—	50	—	—	250	2250	4000
66	Salzsäure, g	—	50	50	—	—	—	—	—
67	Salzsäure, alkoholische, g	10	—	—	—	—	—	—	—
68	Schwefelsäure, spez. Gewicht: $1{,}840$ g	—	50	50	—	—	—	4500	6000
69	Schwefelsäure, verdünnte (1 + 5), g	—	—	50	—	—	—	—	—
70	Seifenlösung, g	—	100	—	—	—	—	—	4000
71	Silbernitrat, zug. Glasr. ($3{,}3978$ g)	—	—	2	—	—	—	—	80
72	Silbernitratlösung (1 + 19), g	—	50	50	—	—	—	—	—
73	Stärke, lösliche, g	—	—	5	—	—	—	—	—
74	Weinsäure, g	—	—	10	—	—	—	—	200
75	Xylol, g	10	—	—	—	—	—	—	2000
76	Zedernholzöl, g	10	—	—	—	—	—	—	400
77	Zinkfeile, g	—	—	15	—	—	—	—	—
78	Zinkjodidstärkelösung (1 : 50), g	—	50	—	—	—	—	—	4000
79	Zinnchlorürlösung, g	—	—	50	—	—	—	—	400

Ausserdem: Die Prüfungsmittel im bakteriologischen Kasten und tragbaren bakteriologischen Laboratorium.

VI. Sanitätsabteilung des Güterdepots einer Sammelstation.

Nachweis der ersten Ausstattung der Sanitätsabteilung (II) des Güterdepots einer Sammelstation.

1. Unterabteilung für die medizinisch-chirurgische Sanitätsausrüstung (IIa).

A. Ärztliche Geräte.

a) Planmäßige.

I	II	III	IV	V	VI	VII	VIII
		Es sind im Güterdepot niederzulegen bis zum Ende des					
Nr.	Gegenstand	1.	2.	3.	4. Monats nach Beginn der Mobilmachung	im ganzen	Bemerkung
1	Anzug-, Operations-, von Leinwand	50	50	50	50	200	
2	Binde, elastische	50	50	50	50	200	
3	Bürste zur Antiseptik	50	50	50	50	200	
4	Deckglas (zu 50 in 1 Schachtel)...	1500	1500	1500	1500	6000	Zu 4: Als Ersatz auch für bakteriologische Kästen.
5	Desinfektionsgerät-, Formalin-	10	5	—	—	15	
6	Eisbeutel:						
	1. großer....................	50	50	50	50	200	
	2. kleiner	50	50	50	50	200	
	3. Verschluß	150	150	150	150	600	
7	Häckselkissen	100	100	100	100	400	
8	Handschuh von Gummi, dünner, zu Operationen, verschiedener Größe, keimfrei, in besonderer Verpackung, Paar	100	200	300	400	1000	
9	Kasten, Sanitäts-, mit Inhalt	—	4	4	4	12	
10	Katheter, elastischer, von Seide mit gefüllter Spitze:						
	1. 7 mm stark	10	25	40	25	100	
	2. 6 1/3 mm stark	10	25	40	25	100	
	3. 5 mm stark	5	10	15	10	40	
11	Katheter, elastischer, von Seide mit gefüllter Spitze und Krümmung nach Mercier:						
	1. 7 mm stark	5	10	15	10	40	
	2. 6 1/3 mm stark	5	10	15	10	40	
12	Katheter von Weichgummi:						
	1. 7 mm stark	10	25	40	25	100	
	2. 6 mm stark	10	25	40	25	100	
	3. 5 mm stark	5	10	15	10	40	
13	Luftkissen	30	30	30	30	120	
14	Luftpumpe für Gummikissen	—	5	—	5	10	

I	II	III	IV	V	VI	VII	VIII
		Es sind im Güterdepot niederzulegen bis zum Ende des				im ganzen	
Nr.	Gegenstand	1.	2.	3.	4.		Bemerkung
		Monats nach Beginn der Mobilmachung					
15	Magenrohr, elastisches, von Seide mit gefüllter Spitze, 60—65 cm lang, 10 mm stark	—	10	10	10	30	
16	Messer,Rasier-, halbhohlgeschliffenes	15	15	15	15	60	
17	Nadel, Darm-, verschiedener Größe mit federndem Öhr	100	100	100	100	400	
18	Nadel, Heft- und Umstechungs-, verschiedener Größe und Stärke	150	150	150	150	600	Zu 18: Entsprechend dem Truppenbestecke.
19	Objektträger	1000	1000	1000	1000	4000	Zu 19: Als Ersatz auch für bakteriologische Kästen.
20	Operationstuch von Köper, 100 cm breit:						
	1. 175 cm lang	50	50	50	50	200	
	2. 100 cm lang	80	80	80	80	320	
21	Reifenbahre von Kupferdraht:						
	a) große	10	10	10	10	40	
	b) kleine	10	10	10	10	40	
22	Säge, Draht-:						Zu 22b: Für das Truppenbesteck. Auch im Kavalleriebesteck.
	a) 45 cm lang	24	24	24	24	96	
	b) 30 cm lang	12	12	12	12	48	
23	Schale, Verband-, nierenförmige:						
	1. von Messingblech	5	5	5	5	20	
	2. von emailliertem Eisen	5	5	5	5	20	
24	Schale, Verband-, viereckige:						
	1. von Blech	5	5	5	5	20	
	2. von Reinnickel gestanzt, für die Sanitätstasche der						
	a) unberittenen ⎱ Sanitäts-	5	5	10	10	30	
	b) berittenen ⎰ mannschaften	5	5	10	10	30	
	3. von emailliertem Eisen,						
	a) große, 38 cm lang, 24,5 cm breit, 7,5 cm hoch	5	5	10	10	30	
	b) kleine, 23,5 cm lang, 18 cm breit, 6,5 cm hoch	10	10	20	20	60	
25	Schere, Kleider-	10	10	10	10	40	
26	Schere, Verband-	20	20	20	20	80	
27	Schiene, englische	200	200	200	200	800	
28	Schiene von Holz mit Blechhülse zum Zusammenfügen	100	100	100	100	400	
29	Schiene von Siebdraht:						
	1. große, etwa 63 cm lang, 15 cm breit	30	30	30	30	120	
	2. kleine, etwa 30 cm lang, 13 cm breit	30	30	30	30	120	
30	Schiene, Bein-:						
	1. große, etwa 80 cm lang	20	20	20	20	80	
	2. mittlere, etwa 60 cm lang	20	20	20	20	80	
	3. zerlegbare	20	20	20	20	80	
31	Schlauch, elastischer	20	20	20	20	80	
32	Schürze von grauer Leinwand	50	50	50	50	200	

6*

I	II	III	IV	V	VI	VII	VIII
		Es sind im Güterdepot niederzulegen bis zum Ende des				im ganzen	
Nr.	Gegenstand	1.	2.	3.	4.		Bemerkung
		Monats nach Beginn der Mobilmachung					
33	Spritze zu 1 ccm in Metallfassung mit Lederstempel in Metallkasten dazu: 1 Hohlnadel, 4 cm lang, 0,9 mm stark, 2 Hohlnadeln, 3 cm lang, 0,7 mm stark, 12 Reinigungsdrähte.	25	25	25	25	100	
	Ersatzhohlnadeln im Holzkasten, Satz	5	5	5	5	20	
	a) 1 Hohlnadel, 4 cm lang, 0,9 mm stark, b) 2 Hohlnadeln, 3 cm lang, 0,7 mm stark, c) 12 Reinigungsdrähte.						
34	Spritze zu 50 ccm in Metallfassung mit Kautschukasbeststempel im Metallkasten	5	5	5	5	20	
35	Sterilisiergerät:						
	1. Feld-, mit Zubehör und Trageriemen	—	5	—	5	10	
	2. für Verbandstoffe, v. Messing oder Kupfer, mit 3 Einsätzen und mit Gas- und Petroleumkocher	—	5	—	5	10	
36	Streichriemen	5	5	5	5	20	
37	Tasche, Sanitäts-, mit Inhalt, für						
	1. berittene Sanitätsmannschaften	5	5	5	5	20	
	2. Sanitätspackpferdführer ...	5	5	5	5	20	
38	Tasche, Sanitäts- (Paar), mit Inhalt, für						
	1. unberittene Sanitätsmannschaften	10	10	10	10	40	
	2. Krankenträger der Infanterie	10	10	10	10	40	
39	Thermometer, Maximum-, in Metallhülse, mit amtlichem Prüfungstempel	100	100	150	150	500	
40	Tisch, Operations-	10	10	10	10	40	
41	Tornister, Sanitäts-, mit Inhalt ...	—	10	10	10	30	
42	Verbandzeug, Sanitäts-, mit Inhalt	10	20	30	40	100	
43	Wasserkissen ohne Rand, etwa 63 cm lang, 58 cm breit	10	20	30	40	100	

b) Überplanmäßige.

Vorbemerkung. Vorwiegend für ständige Lazaretteinrichtungen im Etappengebiete.

I	II	III	IV	V	VI	VII	VIII
1	Akkumulatorenbatterie für Licht (wie F.S.O.)	2	2	3	3	10	
2	Albuminimeter nach Esbach in Holzhülse..........	15	15	15	15	60	

I	II	III	IV	V	VI	VII	VIII
		Es sind im Güterdepot niederzulegen					
Nr.	Gegenstand	bis zum Ende des 1. | 2. | 3. | 4. Monats nach Beginn der Mobilmachung				im ganzen	Bemerkung
3	Anzug, Sezier-, von gummiertem Stoff............................ a) 1 Schürze mit Riemen, b) 2 Ärmel.	10	5	—	—	15	
4	Augenklappe von Zelluloid, rechte und linke in gleicher Anzahl ...	20	20	20	20	80	
5	Bauchdeckenhalter........	10	10	10	10	40	
6	Bauchfellklemme, etwa 17 cm lang, nach v. Mikulicz	30	30	30	30	120	
7	Betäubungsgerät: Maske für den Ätherrausch ...	30	30	20	20	100	
8	Binde von schwarzem Gummi	100	100	100	100	400	
9	Brenngerät nach Pacquelin im Kasten (wie F.S.O.)	5	5	—	—	10	
10	Brille, Schutz-, mit rauchgrauen Gläsern verschiedener Abtönung, in Hülse	30	30	—	—	60	
11	Darmklemme	10	10	10	10	40	
12	Darmrohr von Weichgummi, 40 bis 50 cm lang, etwa 1 cm stark ...	20	10	10	—	40	
13	Fräse, Knochen-, zur Schädeleröffnung, nach Borchardt	5	5	—	—	10	
14	Galgen, Voll-, von Eisen, zerlegbarer	10	10	—	—	20	
15	Gerät zum Zugverband, Kopfbügel	30	30	40	—	100	
16	Hämoglobinometer	5	5	5	5	20	
17	Heißluftgerät: a) für das Knie...................	5	5	5	5	20	
	b) für die Schulter	5	5	5	5	20	
18	Irrigator von Glas für Infusionen zu 1,5 l (oder sonstiges Infusionsgerät)	20	20	10	10	60	
19	Kasten von Glas, etwa 22 cm lang (wie F.S.O.)	20	20	10	10	60	
20	Kasten von emailliertem Eisen, etwa 40 cm lang (wie F.S.O.)..........	10	10	5	5	30	
21	Kniekappe	15	15	15	15	60	
22	Knochennägel zum Zugverband	30	30	30	30	120	
23	Krücke, stellbare	10	20	30	40	100	
24	Krückstock	20	40	60	80	200	
25	Lampe, Spiritus-, von Glas mit Glaskappe, Messingtülle und Docht	25	25	—	—	50	
26	Magenklemme	4	—	4	—	8	
27	Magenrohr: 1. von Weichgummi mit gefüllter Spitze, 70—75 cm lang, 11 mm stark (wie F.S.O)	15	15	5	5	40	
	2. von Weichgummi mit gefüllter Spitze, 70—75 cm lang, 7 mm stark	5	5	5	5	20	
28	Nasensonde...........................	5	5	5	5	20	

I	II	III	IV	V	VI	VII	VIII
		Es sind im Güterdepot niederzulegen					
Nr.	Gegenstand	bis zum Ende des 1. | 2. | 3. | 4. Monats nach Beginn der Mobilmachung				im ganzen	Bemerkung
29	Pinzette zum Fassen von Verbandstoffen, 25—30 cm lang ………	30	20	20	20	90	
30	Sauggläser, Satz zu 3 Stück verschiedener Größe, mit Pumpe, nach Bier …………………………	20	20	10	10	60	
31	Schale von weißem Glase:						
	1. etwa 17 cm lang (wie F.S.O.)	30	30	30	—	90	
	2. etwa 10 cm lang (wie F.S.O.)	30	30	30	—	90	
32	Schale von dickem weißen Glase, Durchmesser etwa 25 cm (wie F.S.O.)………………………………	10	5	5	—	20	
33	Schale von weißem Glase zur Mikroskopie:						
	1. Durchmesser etwa 14 cm…	10	10	10	—	30	
	2. Durchmesser etwa 8 cm …	10	10	10	—	30	
34	Schale von emailliertem Eisen für antiseptische Flüssigkeiten:						
	1. Durchmesser etwa 26 cm (wie F.S.O.) ……………………	30	30	30	—	90	
	2. Durchmesser etwa 20 cm (wie F.S.O.) ……………………	30	30	30	—	90	
	3. Durchmesser etwa 12 cm (wie F.S.O.) ……………………	30	30	30	—	90	
35	Schale, Verband-, große ovale, von Messingblech …………………………	5	5	—	—	10	
36	Schere, Gips-, mit Hebel …………	20	20	10	10	60	
37	Schere, Rippenresektions- …… ……	20	20	10	10	60	
38	Schiene nach Cramer:						
	1. 8 cm breit, 80 cm lang …	500	500	500	500	2000	
	2. 10 cm breit, 120 cm lang …	500	500	500	500	2000	
39	Schlauch von Weichgummi, nach Momburg, 175 cm lang, 16 mm Durchmesser ……………………	3	3	3	3	12	
40	Schrank, Instrumenten-, aus Eisen oder Glas, mittlerer……………	5	5	5	—	15	
41	Spiegel, Blasen- …………………	2	2	3	3	10	
42	Spiegel, Harnröhren- ……………	2	—	2	—	4	
43	Spiegel, Mastdarm- ……………	2	—	2	—	4	
44	Spitzglas ohne Teilung ……………	10	10	—	—	20	
45	Spritze, Rekord- oder Astra-:						
	a) zu 2 ccm ……………	30	30	30	30	120	
	b) zu 5 ccm ……………	10	10	10	10	40	
	c) zu 10 ccm ……………	10	10	10	10	40	
46	Spritze:						
	a) zu 10 ccm (wie F.S.O.) ….	5	5	5	5	20	
	b) Zu Einspritzungen in die Harnröhre zu 12 ccm (wie F.S.O.) …………………	30	30	—	—	60	
47	Ständer von Metall, auf Rollen, für 4 Flaschen ……………………	5	5	5	5	20	

I	II	III	IV	V	VI	VII	VIII
Nr.	Gegenstand	Es sind im Güterdepot niederzulegen bis zum Ende des 1. Monats nach Beginn der Mobilmachung	2.	3.	4.	im ganzen	Bemerkung
48	Taschenlampe, elektrische	10	10	10	10	40	
49	Thermometer bis 100° in Holzhülse mit amtlichem Prüfungsscheine	20	20	10	10	60	
50	Tisch von Eisen auf einem Fuß, stellbarer (Handoperationstisch)	5	5	—	—	10	
51	Trichter von Glas, oberer Durchmesser 6—10 cm ...	25	25	25	25	100	
52	Tonsillotom...	3	3	—	—	6	
53	Tuchklemme ...	50	50	50	50	200	
54	Zentrifuge,. Hand- (wie F.S.O.) ...	5	5	5	5	20	
55	Zylinder, Meß-, von Glas (wie F.S.O.)	25	25	25	25	100	

B. Verbandmittel.
a) Planmäßige.

I	II	III	IV	V	VI	VII	VIII
1	Binde von Flanell zu 6 m×7 cm	50	50	50	50	200	
2	Binde von Gaze, gestärkte:						
	1. 10 zu 8 m×12 cm in 1 Preßstücke, bezeichnete Preßstücke...	25	50	50	75	200	
	2. 20 zu 5 m×10 cm in 1 Preßstücke, bezeichnete Preßstücke...	50	100	100	150	400	
3	Binde von Kambrik zu 5 m×7 cm, im Dampfe keimfrei gemacht:						
	1. je 36 in 1 Preßstücke, bezeichnete Preßstücke...	20	50	50	80	200	
	2. je 3 in 1 Preßstücke, bezeichnete Preßstücke...	250	500	500	750	2000	
4	Binde von Mull:						
	1. 16 keimfreie zu 10 m×10 cm in 1 Preßstücke, bezeichnete Preßstücke ...	50	100	100	150	400	
	2. 16 keimfreie zu 10 m×12 cm in 1 Preßstücke, bezeichnete Preßstücke ...	20	50	50	80	200	
	3. 16 keimfreie zu 10 m×16 cm in 1 Preßstücke, bezeichnete Preßstücke ...	20	30	30	40	120	
	4. zu 4 m×12 cm, eingegipste	500	1000	1000	1500	4000	
5	Draht, Aluminiumbronze-:						
	1. etwa 1,5 m lang, 0,4 mm stark, Rollen...	30	30	30	30	120	
	2. etwa 1,5 m lang, 0,6 mm stark, Rollen ...	50	50	50	50	200	
	3. etwa 1,5 m lang, 1 mm stark, Rollen ...	30	30	30	30	120	
	4. etwa 10 m lang, 2 mm stark, Rollen...	1	—	1	—	2	

I	II	III	IV	V	VI	VII	VIII
		Es sind im Güterdepot niederzulegen bis zum Ende des				im ganzen	
Nr.	Gegenstand	1.	2.	3.	4.		Bemerkung
		Monats nach Beginn der Mobilmachung					
6	Drains:						
	1. starke, m	5	5	10	10	30	
	2. mittlere, m....................	5	5	10	10	30	
	3. feine, m	5	5	10	10	30	
7	Fingerlinge von Gummi, verschiedener Größe	240	240	240	240	960	
8	Flanell, 85 cm breit, m	30	30	30	30	120	
9	Kambrik, 120 cm breit, m	200	200	300	300	1000	
10	Mull, entfetteter:						
	1. 10 keimfreie Mullrollen zu 400 × 100 cm in 1 Preßstücke, bezeichnete Preßstücke......	25	50	50	75	200	
	2. 80 keimfreie Mulltücher zu 100 × 50 cm in 10 Paketen zu 8 Tüchern in 1 Preßstücke mit Gebrauchsanweisung, bezeichnete Preßstücke.....................	25	50	50	75	200	
	3. 500 keimfreie Mulltupfer zu 40 × 20 cm in 20 Paketen zu 25 Tupfern in 1 Preßstücke mit Gebrauchsanweisung, bezeichnete Preßstücke....................	20	40	40	60	160	
	4. 10 keimfreie Mullstreifen zu 200 × 20 cm in 1 Preßstücke mit Gebrauchsanweisung, bezeichnete Preßstücke.....	250	250	500	750	2000	
11	Mull, Jodoform-, zu 3 qm in 1 Pappschachtel, Pappschachteln	20	25	25	30	100	
12	Nadeln:						
	1. Nähnadeln	1000	1000	1000	1000	4000	
	2. Sicherheitsnadeln.............	1000	1000	1000	1000	4000	
13	Pappe, Tafeln....................	50	50	50	50	200	
14	Schiene, Aluminium-:						
	1. 1,5 cm breit, m..............	20	20	20	20	80	
	2. 1 cm breit, m..............	20	20	20	20	80	
15	Span, Schuster-:						
	1. 90 cm lang, 20 cm breit, Stück	100	100	100	100	400	
	2. 50 cm lang, 20 cm breit, Stück	100	100	100	100	400	
	3. 30 cm lang, 20 cm breit, Stück	100	100	100	100	400	
	4. große Schienen, 63 cm lang, 15 cm breit	100	100	100	100	400	
	5. kleine Schienen, 30 cm lang, 13 cm breit	100	100	100	100	400	
16	Stoff, Verband-, wasserdichter, 88—90 cm breit, m................	200	200	200	200	800	
17	Suspensorium	30	30	30	30	120	

I	II	III	IV	V	VI	VII	VIII
Nr.	Gegenstand	_Es sind im Güterdepot niederzulegen bis zum Ende des_ 1. | 2. | 3. | 4. Monats nach Beginn der Mobilmachung				im ganzen	Bemerkung
18	Verbandtuch:						
	1. viereckiges	50	50	50	50	200	
	2. großes dreieckiges	200	200	200	200	800	
	3. kleines dreieckiges	500	500	500	500	2000	
19	Watte, entfettete, keimfreie bezeichnete Preßstücke (zu 1 kg, in 6 Rollen), Preßstücke	100	100	100	200	500	
20	Watte, gewöhnliche, ungeleimte:						
	1. bezeichnete Preßstücke (zu 1 kg, in 6 Rollen)	100	100	100	200	500	
	2. bezeichnete Preßstücke (zu 100 g)	20	20	20	20	80	

b) Überplanmäßige.

I	II	III	IV	V	VI	VII	VIII
1	Binde, elastische Ideal- oder Trikotschlauch-	50	50	50	50	200	
2	Binde, Wismutbrand-, etwa 12 cm breit, 4 m lang	20	20	20	20	80	
3	Holzwolle oder Moospappe oder Zellstoff, kg	50	50	50	50	200	
4	Mullstreifen mit eingewebtem Rande, 100 cm lang, 1 cm breit, m	2000	2000	2000	2000	8000	

C. Apothekengeräte.
a) Planmäßige.

I	II	III	IV	V	VI	VII	VIII
1	Becherglas	10	10	10	10	40	Zu 1: Als Ersatz auch für große Reagentienkästen.
2	Beutel von starkem Papier, 1000 g fassend	100	100	100	—	300	
3	Beutel von starkem Papier, 2500 g fassend	100	100	100	—	300	
4	Beutel von starkem Papier, 500 g fassend	100	100	100	—	300	
5	Bürette zu 10 ccm mit Glashahn	10	10	10	10	40	Zu 5 u. 6: Als Ersatz auch für kleine Reagentienkästen.
6	Bürette, Tropf-	5	5	5	5	20	
7	Bindfaden, Rezeptur-, feiner grauer, g	500	500	500	—	1500	
8	Gewicht von Messing, Medizinal-, zu 200 g	6	6	6	6	24	
9	Gewicht von Messing, Medizinal-, zu 100 g	8	8	8	8	32	
10	Gewicht von Messing, Medizinal-, zu 50 g	8	8	8	8	32	
11	Gewichte von Messing, großer Satz von 0,01—50 g	6	6	6	6	24	
12	Gewichte von Messing, kleiner Satz von 0,01—10 g	2	2	2	2	8	
13	Glas, etwa 5 ccm fassend, weißes, für Taschenbestecke	10	10	10	10	40	

I	II	III	IV	V	VI	VII	VIII
Nr.	Gegenstand	_	_	_	_	im ganzen	Bemerkung

Es sind im Güterdepot niederzulegen bis zum Ende des 1. | 2. | 3. | 4. Monats nach Beginn der Mobilmachung

I	II	III	IV	V	VI	VII	VIII
14	Glas, etwa 5 ccm fassend, braunes, für Taschenbestecke	10	10	10	10	40	
15	Glasrohr verschiedener Stärke, m	5	5	5	5	20	
16	Glasstab	30	30	30	30	120	Zu 16, 18 u. 19: Als
17	Infundierbüchse von Zinn mit Dichtungsrand, 350 ccm fassend......	4	4	4	—	12	Ersatz auch für bakteriologische
18	Kochflasche zu 50 ccm, mit Gummikappe	20	20	20	20	80	und kleine Reagentienkästen.
19	Kochkolben zu 150 ccm	20	20	20	20	80	
20	Korke für größere Flaschen.........	200	200	200	200	800	
21	Korke verschiedener Größe für Pulvergläser	200	200	200	200	800	
22	Korke verschiedener Größe für Mixturgläser	500	500	500	—	1500	
23	Korke, gerade, für Tablettenröhren	100	100	100	—	300	
24	Laterne, Zylinder-, von Messing ...	—	5	—	—	5	
25	Löffel von Porzellan zum Eingeben von Arzneien	20	20	20	—	60	
26	Löffel, Doppel-, von Horn, etwa 15 cm lang..............	3	3	3	3	12	
27	Löffel, einfacher, von Blech, etwa 10 cm lang, zu Gips..............	3	3	3	3	12	
28	Löffel von Holz, etwa 25 cm lang	3	3	3	3	12	
29	Meßgefäß von Glas zu 60 ccm......	3	3	3	—	9	
30	Meßgefäß von Glas zu 60 ccm, bezeichnet: Acidum carbolicum liquefactum	3	3	3	—	9	
31	Meßgefäß von Zinn zu 250 ccm. ...	3	3	3	3	12	
32	Meßgefäß von Zinn zu 120 ccm ...	3	3	3	3	12	
33	Mixturgläser von starkem halbweißen Glase, fassend etwa — 500 ccm	15	15	15	—	45	
	250 ccm	50	50	50	—	150	
	150 ccm	50	50	50	—	150	
	125 ccm	100	100	100	—	300	
	60 ccm	100	100	100	—	300	
	30 ccm	50	50	50	—	150	
34	Mörser, Mixtur-, von Porzellan mit Pistill — Nr. 2 (bis 105 mm äußerer Durchmesser), bezeichnet: Gift	3	3	3	—	9	
	Nr. 8 (bis 200 mm äußerer Durchmesser), mit Ausguß	2	2	2	—	6	
	Nr. 6 (bis 165 mm äußerer Durchmesser)	3	3	3	—	9	
	Nr. 4 (bis 130 mm äußerer Durchmesser), mit Ausguß	2	2	2	—	6	
	Nr. 4 (bis 130 mm äußerer Durchmesser), bezeichnet: Salbe ...	3	3	3	—	9	
35	Papier, Filter-, Bogen	100	100	100	100	400	
36	Papier, Paraffin-, feines, Bogen	100	100	100	—	300	

I	II	III	IV	V	VI	VII	VIII
Nr.	Gegenstand	_ Es sind im Güterdepot niederzulegen bis zum Ende des 1. | 2. | 3. | 4. Monats nach Beginn der Mobilmachung _				im ganzen	Bemerkung
37	Papier, Pergament-, starkes, Bogen	100	100	100	—	300	
38	Pipette:						Zu 38: Als Ersatz auch für große Re-
	a) zu 3,5 ccm	10	10	10	10	40	agentienkästen.
	b) zu 10 ccm	10	10	10	10	40	
39	Porzellanschale mit Ausguß	20	20	20	20	80	Zu 39: Als Ersatz auch für kleine Re- agentienkästen.
40	Porzellantiegel	10	10	10	10	40	Zu 40: Als Ersatz
41	Pulverglas von 300 ccm	12	12	12	12	48	auch für große Re-
	starkem halb- 250 ccm	20	20	20	20	80	agentienkästen.
	weißen Glase, 125 ccm	12	12	12	12	48	
	mit Korken, 60 ccm	20	20	20	20	80	
	fassend etwa 30 ccm	12	12	12	12	48	
42	Pulverkapsel von Horn	30	30	30	—	90	
43	Reagentiengeräte Gestell Nr. I (wie K.S.O. Anl. XII. C)	2	2	2	—	6	
44	Reagentiengeräte-Gestell Nr. II (wie K.S.O. Anl. XII. C)	2	2	—	—	4	
45	Reagierglas	1000	1000	1000	1000	4000	Zu 45 u. 46: Als Ersatz auch für
46	Reagierglas im Holzkasten (zum Ver- senden von Proben)	200	200	200	200	800	bakteriologische Kästen.
47	Salbenkruke von Porzellan, 60 ccm	20	20	20	—	60	
	fassend etwa 30 ccm	20	20	20	—	60	
48	Spirituslampe nach Berzelius mit 2 Eisenblechen	3	3	3	—	9	
49	Spirituslampe, kleine, von Metall (wie K.S.O. Anl. XII. C)	2	2	—	—	4	
50	Stehzylinder von Glas mit Stopfen und mit Marke bei 40 ccm	5	5	5	5	20	Zu 50: Als Ersatz für kleine Re- agentienkästen.
51	Tablettenröhre:						
	1. mit Metallkapsel, unbezeichnet	50	50	50	50	200	
	2. mit Korkstopfen, große	20	20	20	20	80	
	3. mit Korkstopfen, kleine	20	20	20	20	80	
	4. für Taschenbestecke mit Kork- stopfen	10	10	10	10	40	
52	Teekessel von Kupfer zu 1,5 l (wie K.S.O. Anl. XII. C)	6	6	6	—	18	
53	Thermometer:						Zu 53 u. 54: Als Ersatz für kleine
	a) bis 150°	5	5	5	5	20	und große Re-
	b) bis 360°	5	5	5	5	20	agentienkästen.
54	Trichter	10	10	10	10	40	
55	Tropfglas für Taschenbestecke, etwa 5 ccm fassend	10	10	10	10	40	
56	Wage zu 1,5 kg Tragfähigkeit (wie K.S.O. Anl. XII. C)	2	2	2	—	6	
57	Wage zu 300 g Tragfähigkeit (wie K.S.O. Anl. XII. C)	2	2	2	—	6	
58	Wage, Rezeptier-, zu 30 g Trag- fähigkeit (wie K.S.O. Anl. XII. C)	3	3	3	—	9	
59	Wage-, Rezeptier-, zu 10 g Trag- fähigkeit (wie K.S.O. Anl. XII. C)	3	3	3	—	9	

I	II	III	IV	V	VI	VII	VIII
Nr.	Gegenstand	Es sind im Güterdepot niederzulegen bis zum Ende des 1. | 2. | 3. | 4. Monats nach Beginn der Mobilmachung				im ganzen	Bemerkung
60	Wage mit Porzellanschalen, bez. Gift (wie K.S.O. Anl. XII. C)	3	3	3	—	9	
61	Wage, Tarier-, zusammenlegbare, mit Gestell nebst Kasten (wie K.S.O. Anl. XII. C)	3	3	3	—	9	

b) Überplanmäßige.

1	Spitzglas	25	25	25	25	100	

D. Arzneimittel.

a) Planmäßige.

I	II	III	IV	V	VI
Nr.	Gegenstand	Es sind im Güterdepot niederzulegen bis zum Ende des 1. | 2. Monats nach Beginn der Mobilmachung		im ganzen	Bemerkung
1	Acidum aceticum dilutum, g	1000	1000	2000	
2	Acidum acetylosalicylicum = Ersatz für Aspirin, Tabletten (zu 0,5 g)	10000	10000	20000	
3	Acidum benzoïcum, g	500	500	1000	
4	Acidum boricum pulveratum, g	1500	1500	3000	
5	Acidum carbolicum liquefactum, g ...	100000	100000	200000	
6	Acidum diaethylbarbituricum = Ersatz für Veronal, Tabletten (zu 0,3 g) ..	1000	1000	2000	
7	Acidum hydrochloricum dilutum, zugeschmolzene Glasröhren (zu 10 g)	200	200	400	
8	Acidum nitricum, g.....................	2000	2000	4000	
9	Acidum salicylicum, g	1000	1000	2000	
10	Acidum sulfuricum, g.....................	3000	3000	6000	
11	Acidum tannicum, g	1000	1000	2000	
12	Acidum tartaricum, Tabletten (zu 0,75 g)	4000	4000	8000	
13	Aether chloratus, Glasröhren (mit Schraubverschluß) (zu 100 g)	60	60	120	
14	Aether pro narcosi, Flaschen (zu etwa 150 ccm = 100 g Inhalt)	1000	1000	2000	
15	Alcohol absolutus, g	20000	20000	40000	Zu 15: Als Ersatz auch für bakteriologische Kästen.
16	Alumen pulveratum, g	4000	4000	8000	
17	Ammonium sulfoichthyolicum, g	1000	1000	2000	
18	Amylum Tritici, g	2000	2000	4000	
19	Aqua Amygdalarum amararum, g.....	2000	2000	4000	

I	II	III	IV	V	VI
Nr.	Gegenstand	Es sind im Güterdepot niederzulegen bis zum Ende des 1. Monats nach Beginn der Mobilmachung	2.	im ganzen	Bemerkung
20	Argentum colloïdale, g	400	400	800	
21	Argentum nitricum, g	250	250	500	
22	Argentum protëinicum = Ersatz für Protargol, g	250	250	500	
23	Atropinum sulfuricum, Tabletten (zu 0,001 g)	1000	1000	2000	
24	Balsamum Copaïvae, g	1000	1000	2000	
25	Balsamum peruvianum, g	10000	10000	20000	
26	Bismutum carbonicum, g	500	500	1000	
27	Bismutum subgallicum = Ersatz für Dermatol, g	1000	1000	2000	
28	Bismutum subnitricum, g	1000	1000	2000	
29	Calcaria chlorata, kg	400	400	800	
30	Calcium sulfuricum ustum, kg	400	400	800	
31	Camphora, g	1000	1000	2000	
32	Charta sinapisata, Blatt	1000	1000	2000	
33	Chininum hydrochloricum, Tabletten (zu 0,3 g)	10000	10000	20000	
34	Chloralum hydratum, g	4000	4000	8000	
35	Chloroformium pro narcosi, Flaschen (zu etwa 30 ccm = 50 g Inhalt)	1000	1000	2000	
36	Chrysarobinum, g	1000	1000	2000	
37	Cocaïnum hydrochloricum, g	250	250	500	
38	Codeïnum phosphoricum, g	50	50	100	
39	Coffeïnum-Natrium salicylicum, zugeschmolzene Glasröhren (zu 0,2 g in keimfreier Lösung von 1 ccm)	500	500	1000	
40	Collemplastrum adhaesivum, zum Zugverbande, Rollen (zu 5 m × 8 cm in 1 Pappschachtel)	200	200	400	
41	Collemplastrum Zinci oxydati, Rollen (zu 5 m × 2,5 cm in 1 Pappschachtel)	2000	2000	4000	
42	Collodium, g	1000	1000	2000	
43	Cresolum crudum, g	200000	200000	400000	
44	Cuprum sulfuricum, lange Kristalle, g	1000	1000	2000	
45	Digalen, zugeschmolzene Glasröhren (zu 1 ccm)	300	300	600	
46	Digipuratum, Tabletten (zu 0,1 g)	300	300	600	
47	Extractum Filicis, g	500	500	1000	
48	Extractum Opii, g	200	200	400	
49	Extractum Secalis cornuti, g	200	200	400	
50	Ferrum oxydatum saccharatum, g	800	800	1600	
51	Fliegenleim, g	6000	6000	12000	
52	Folia Digitalis titrata, Blechbüchsen (zu 25 g)	30	30	60	
53	Folia Menthae piperitae, Tabletten (zu 2 g)	3000	3000	6000	
54	Formaldehyd solutus, kg	100	100	200	
55	Fuchsinum, g	200	200	400	Zu 55: Als Ersatz für bakteriologische Kästen.
56	Gelatina sterilisata (Merck), 20 v. H., Glasröhren (zu 20 ccm)	500	500	1000	

I	II	III	IV	V	VI
		Es sind im Güterdepot niederzulegen			
Nr.	Gegenstand	bis zum Ende des 1. Monats nach Beginn der Mobilmachung	2.	im ganzen	Bemerkung
57	Gentianaviolett, g	200	200	400	Zu 57 u. 58: Als Ersatz für bakteriologische Kästen.
58	Giemsalösung, g	3000	3000	6000	
59	Glycerinum, g	20000	20000	40000	
60	Gummi arabicum pulveratum, g	6000	6000	12000	
61	Hexamethylentetraminum = Ersatz für Urotropin, Tabletten (zu 0,5 g)......	1000	1000	2000	
62	Homatropinum hydrobromicum, g......	50	50	100	
63	Hydrargyrum bichloratum, Tabletten (zu 0,5 g)	12000	12000	24000	
64	Hydrargyrum bichloratum pulveratum, g	4000	4000	8000	
65	Hydrargyrum chloratum, Tabletten (zu 0,2 g)	1500	1500	3000	
66	Hydrargyrum oxydatum via humida paratum, g	200	200	400	
67	Hydrogenium peroxydatum solutum, g	6000	6000	12000	
68	Jodipin (25 v. H.), g	500	500	1000	
69	Jodoformium, g	10000	10000	20000	
70	Jodum, zugeschmolzene Glasröhren (zu 10 g Jodum und 3,5 g Kalium jodatum)	400	400	800	
71	Kali causticum fusum, g	1000	1000	2000	
72	Kalium bromatum pulveratum, g	1000	1000	2000	
73	Kalium chloricum, g	2000	2000	4000	
74	Kalium jodatum, g	3000	3000	6000	
75	Kalium permanganicum, g	1500	1500	3000	
76	Lackmuspapier:				
	1. Bogen	30	30	60	
	2. Hefte	100	100	200	
77	Lanolinum, g	4000	4000	8000	
78	Liquor Aluminii acetico-tartarici, g ...	20000	20000	40000	
79	Liquor Ammonii caustici, g	2000	2000	4000	
80	Liquor Ferri sesquichlorati, g	1000	1000	2000	
81	Liquor Kalii arsenicosi, g	300	300	600	
82	Liquor Natrii silicici, g	3000	3000	6000	
83	Lithargyrum, g	1500	1500	3000	
84	Magnesia usta, g	600	600	1200	
85	Mastix, g	6000	6000	12000	
86	Mentholum, g	500	500	1000	
87	Methylenblau, g	200	200	400	Zu 87: Als Ersatz für bakteriologische Kästen.
88	Methylsulfonalum = Ersatz für Trional, Pulver oder Tabletten (zu 1 g)......	400	400	800	
89	Mixtura sulfurica acida, g	1000	1000	2000	
90	Morphinum hydrochloricum, g	600	600	1200	
91	Morphinum hydrochloricum, Tabletten (zu 0.01 g)	2000	2000	4000	
92	Morphinum hydrochloricum, zugeschmolzene Glasröhren (zu 0,02 g in keimfreier Lösung von 1 ccm)	5000	5000	10000	

I	II	III	IV	V	VI
Nr.	Gegenstand	Es sind im Güterdepot niederzulegen bis zum Ende des 1. | 2. Monats nach Beginn der Mobilmachung		im ganzen	Bemerkung
93	Natrium bicarbonicum pulveratum, g	5000	5000	10000	
94	Natrium bicarbonicum, Tabletten (zu 1 g)	5000	10000	15000	
95	Natrium bisulfosalicylicum, g	500	500	1000	
96	Natrium carbonicum, Tabletten (zu 1 g)	5000	5000	10000	
97	Natrium chloratum, g	5000	5000	10000	
98	Novocain, g	100	100	200	
99	Novocain, zugeschmolzene Glasröhren (zu 0,5 g Novocain, 0,00182 g Suprarenin bitartaricum, 0,6 g Natrium chloratum)	400	400	800	
100	Oleum Anisi, g	200	200	400	
101	Oleum Arachidis, g...................	15000	15000	30000	
102	Oleum camphoratum, g	2000	2000	4000	
103	Oleum camphoratum forte, g	2000	2000	4000	
104	Oleum Ligni Cedri, g	200	200	400	Zu 104: Als Ersatz für bakteriologische Kästen.
105	Oleum Lini, kg	100	100	200	
106	Oleum Menthae piperitae, g	500	500	1000	
107	Oleum Ricini, g	30000	30000	60000	
108	Oleum Sinapis, g......................	300	300	600	
109	Oleum Terebinthinae, g	10000	10000	20000	
110	Opium pulveratum, g	4000	4000	8000	
111	Paraffinum liquidum, g	2000	2000	4000	
112	Perhydrol, Flaschen (Handelspackung zu 50 oder 100 g)	100	100	200	
113	Pilocarpinum hydrochloricum, g	100	100	200	
114	Plumbum aceticum, g	10000	10000	20000	
115	Pulvis Ipecacuanhae opiatus, Tabletten (zu 0,3 g)	5000	5000	10000	
116	Pulvis Ipecacuanhae stibiatus, Tabletten (zu 0,65 g)....................	3000	3000	6000	
117	Pulvis Liquiritiae compositus, g	2000	2000	4000	
118	Pulvis salicylicus cum Talco, g	20000	20000	40000	
119	Pyrazolonum phenyldimethylicum = Ersatz für Antipyrin, Tabletten (zu 0,5 g)....................	3000	3000	6000	
120	Pyrazolonum dimethylaminophenyldimethylicum = Ersatz für Pyramidon, Tabletten (zu 0,2 g)	2000	2000	4000	
121	Radix Althaeae concisa, g	2000	2000	4000	
122	Radix Ipecacuanhae concisa, g	1500	1500	3000	
123	Radix Ipecacuanhae pulverata, g	3000	3000	6000	
124	Radix Senegae concisa	2000	2000	4000	
125	Reagentien:				Zu 125: Als Ersatz für große und kleine Reagentienkästen.
	1. Ammoniumcarbonat, g	200	200	400	
	2. Ammoniumchloridlösung, g ...	2000	2000	4000	
	3. Ammoniumrhodanid, zugeschmolzene Glasröhren (zu 1,5224 g)	20	20	40	

I	II	III	IV	V	VI
		Es sind im Güterdepot niederzulegen			
Nr.	Gegenstand	bis zum Ende des 1. | 2. Monats nach Beginn der Mobilmachung		im ganzen	Bemerkung
	4. Baryumchlorid, g..	200	200	400	
	5. Borax, zugeschmolzene Glasröhren (zu 3,822 g)	40	40	80	
	6. Brucinlösung, g	2000	2000	4000	
	7. Essigäther, g	200	200	400	
	8. Kaliumdichromat:				
	a) Kristalle, g	200	200	400	
	b) zugeschmolzene Glasröhren (zu 0,9823 g)	20	20	40	
	9. Kaliumferrocyanid, g	100	100	200	
	10. Kaliumnitratlösung, g	2000	2000	4000	
	11. Kaliumnitritlösung, g	2000	2000	4000	
	12. Magnesiumsulfat, g..............	100	100	200	
	13. Natriumcarbonat, g	2000	2000	4000	
	14. Natriumphosphat, g	100	100	200	
	15. Natriumsulfat, getrocknetes, g	100	100	200	
	16. Natriumthiosulfat, zugeschmolzene Glasröhren (zu 4,9644 g)	20	20	40	
	17. Natronlauge, g	1000	1000	2000	
	18. Nesslers Reagens, g	2000	2000	4000	
	19. Nitroprussidnatrium, g	50	50	100	
	20. Oxalsäure, zugeschmolzene Glasröhren (zu 1,26 g)	40	40	80	
	21. Seifenlösung, g	2000	2000	4000	
	22. Silbernitrat, zugeschmolzene Glasröhren (zu 3,3978 g).........	40	40	80	
	23. Weinsäure, g	100	100	200	
	24. Zinkjodidstärkelösung (1:50), g	2000	2000	4000	
	25. Zinnchlorürlösung, g	200	200	400	
126	Resorcinum, g	500	500	1000	
127	Rhizoma Rhei, Tabletten (zu 0,5 g) ...	1000	1000	2000	
128	Saccharum Lactis pulveratum, g	1500	1500	3000	
129	Sal Carolinum factitium, g	6000	6000	12000	
130	Salvarsan, Neosalvarsan, zugeschmolzene Glasröhren (zu 0,3, 0,6 g)	400	400	800	
131	Santoninum, g	50	50	100	
132	Scopolaminum hydrobromicum, zugeschmolzene Glasröhren (zu 0,0005 g in keimfreier Lösung von 1 ccm) ..	500	500	1000	
133	Sebum salicylatum, 2 v. H., Blechschachteln (zu 20 g)	1000	1000	2000	
134	Serum antidiphthericum, Flaschen (zu 1500 I.-E.)	400	400	800	
135	Serum antitetanicum, Flaschen (zu 20 A.-E.)	1000	1000	2000	
136	Spiritus, g	200000	200000	400000	
137	Spiritus aethereus, g	5000	5000	10000	
138	Spiritus saponatus, g	20000	20000	40000	

I	II	III	IV	V	VI
		Es sind im Güterdepot niederzulegen bis zum Ende des		im ganzen	
Nr.	Gegenstand	1.	2. Monats nach Beginn der Mobilmachung		Bemerkung
139	g-Strophanthinum cristallisatum, zugeschmolzene Glasröhren (zu 0,0005 g in keimfreier, physiologischer Kochsalzlösung von 1 ccm)	400	400	800	Zu 139: Die Behältnisse tragen den Vermerk: „Die Einspritzung, die in die Vene nur jeden 2. oder 3. Tag erfolgt, ist verboten bei vorherigem Digitalisgebrauch, ausgebreiteter Arteriosklerose, schwerer Nierenentartung.“
140	Sulfur depuratum, g	1000	1000	2000	
141	Suprarenin hydrochloricum, 1 °/₀₀:				Zu 141: Vgl. Novocain und Tropacocaïn.
	1. in Flaschen zu 10 ccm	200	200	400	
	2. in zugeschmolzenen Glasröhren (in keimfreier Lösung von 1 ccm)	200	200	400	
	3. in zugeschmolzenen Glasröhren (in keimfreier Lösung von 5 ccm)	200	200	400	
142	Tablettae solventes	2500	2500	5000	
143	Talcum, g	2000	2000	4000	
144	Tannalbin, Tabletten (zu 0,5 g)	6000	6000	12000	
145	Tartarus natronatus, g	500	500	1000	
146	Tartarus stibiatus, g	500	500	1000	
147	Theobromino-natrium salicylicum = Ersatz für Diuretin, Tabletten (zu 0,3 g)	400	400	800	
148	Theophyllinum (Theocin), Tabletten (zu 0,2 g)	200	200	400	
149	Tinctura Chinae composita, g	10000	10000	20000	
150	Tinctura Colchici, g	3000	3000	6000	
151	Tinctura Myrrhae, g	3000	3000	6000	
152	Tinctura Opii simplex, g	10000	10000	20000	
153	Tinctura Strychni, g	1500	1500	3000	
154	Tinctura Valerianae aetherea, g	5000	5000	10000	
155	Tropacocaïnum hydrochloricum, zugeschmolzene Glasröhren (zu 0,05 g Tropacocaïnum hydrochloricum, 0,000182 g Suprarenin bitartaricum)	40	40	80	
156	Unguentum Acidi borici, Zinnröhren (zu 50 g)	500	500	1000	
157	Unguentum Formaldehydi, 8 v. H., Zinnröhren (zu 20 g)	600	600	1200	
158	Unguentum Hydrargyri cinereum, g	10000	10000	20000	
159	Unguentum molle, g	3000	3000	6000	
160	Vaselinum flavum, g	10000	10000	20000	
161	Xylol, g	1000	1000	2000	
162	Zincum chloratum, g	1500	1500	3000	
163	Zincum oxydatum, g	1000	1000	2000	
164	Zincum sulfuricum, g	1500	1500	3000	

b) Überplanmäßige.

1	Oxygenium, l	20000	20000	40000	In Bomben mittlerer Größe, wie sie im Handel erhältlich sind.

2. Unterabteilung für die wirtschaftliche Sanitätsausrüstung (IIb).

A. Wäsche und Kleidungstücke.

a) Planmäßige.

I	II	III	IV	V	VI	VII	VIII
Nr.	Gegenstand	Es sind im Güterdepot niederzulegen bis zum Ende des 1. | 2. | 3. | 4. Monats nach Beginn der Mobilmachung				im ganzen	Bemerkung
1	Bettlaken	1000	1000	1000	1000	4000	
2	Decke:						
	a) wollene	500	500	1000	1000	3000	
	b) baumwollene	500	500	1000	1000	3000	
3	Drilchjacke für Militärkrankenwärter	100	100	100	100	400	
4	Drilchrock für Sanitätsunteroffiziere	100	100	100	100	400	
5	Halstuch	500	500	500	500	2000	
6	Handtuch	500	500	500	500	2000	
7	Hemd	500	500	500	500	2000	
8	Kopfpolstersack	500	500	1000	1000	3000	
9	Krankenhose	300	300	300	300	1200	Zu 9 und 10: Die Hälfte ganz gefüttert.
10	Krankenrock	300	300	300	300	1200	
11	Leibbinde von Flanell	300	300	300	300	1200	
12	Matratze, Kopf-, von Roßhaar	400	400	400	400	1600	
13	Matratze, Leib-, dreiteilige, von Roßhaar	400	400	400	400	1600	
14	Pantoffel, Paar	100	100	100	100	400	
15	Schürze für Militärkrankenwärter	100	100	100	100	400	
16	Socke, baumwollene, Paar	250	250	250	250	1000	
17	Socke, wollene, Paar	800	800	800	800	3200	
18	Strohsack mit Gurtschlaufen	500	500	1000	1000	3000	
19	Überzug zu den Kopfpolstern	1000	1000	1000	1000	4000	
20	Überzug zu den wollenen Decken	2000	2000	2000	2000	8000	
21	Unterjacke von Barchent	400	400	400	400	1600	

b) Überplanmäßige.

22	Drilchhose für Sanitätsunteroffiziere und Militärkrankenwärter	100	100	100	100	400	
23	Krankenmantel	300	300	300	300	1200	
24	Mundtuch	500	500	500	500	2000	
25	Taschentuch	500	500	500	500	2000	
26	Tellertuch	200	200	200	200	800	
27	Tischtuch	150	150	150	150	600	
28	Unterhose	300	300	300	300	1200	

B. Sonstige Wirtschaftsgeräte.

a) Planmäßige.

29	Axt	—	10	10	10	30	
30	Beil, Fleisch-	—	10	10	10	30	
31	Beil, Holz-	—	10	10	10	30	

I	II	III	IV	V	VI	VII	VIII
Nr.	Gegenstand	Es sind im Güterdepot niederzulegen bis zum Ende des 1. | 2. | 3. | 4. Monats nach Beginn der Mobilmachung				im ganzen	Bemerkung
32	Beleuchtungskasten, großer	—	4	—	4	8	Zu 32—34: Mit
33	Beleuchtungskasten, kleiner	—	4	—	4	8	Inhalt und Zube-
34	Beleuchtungskasten, Vorrats-	—	2	—	—	2	hör nach K. S. O.
35	Bettstelle, zusammenlegbare	1000	1000	1500	1500	5000	Anl. XIII C.
36	Brennstempel von Eisen mit K. G.	—	4	—	—	4	
37	Buchsenöffner	10	10	10	10	40	
38	Dreifuß, zusammenlegbarer	12	12	12	12	48	Zu 38: Vgl K. S. O. Anl. VIII C, 36 mit Bemerkung.
39	Druckstempel von Holz mit K. G. nebst Zubehör	4	—	—	—	4	Zu 39: 1 Stempel mit d. feststehenden Buchstaben K. G. u. Raum für die Jahreszahl.
40	Druckstempel von Holz mit A.	4	—	—	—	4	Zubehör: 1 Stempel von Messing mit beweglichen Ziffern.
41	Druckstempel von Holz mit V.	4	—	—	—	4	
42	Durchschlag, großer..................	10	10	10	10	40	
43	Eimer, Speise-	4	4	4	4	16	
44	Flagge, kleine deutsche	24	12	12	12	60	Zu 44 u. 45: Etwa 70 × 70 cm groß.
45	Flagge, kleine Neutralitäts-	24	12	12	12	60	Zu 45: Vgl. Bkl.
46	Fleischhackmaschine	50	50	50	50	200	O. II. § 81 g.
47	Gabel mit vernickeltem Griff	200	200	200	200	800	
48	Haarschneidemaschine	20	20	10	10	60	
49	Hammer von Eisen mit Holzstiel .	—	3	3	3	9	
50	Harngefäß (Ente)	50	50	50	50	200	
51	Harnglas	200	200	200	200	800	
52	Kaffeemühle	10	10	10	10	40	
53	Kameradschaftskochapparat	4	—	4	—	8	
54	Kasserolle aus gestanztem Eisenblech, innen und außen verzinnt, zu 6 l	10	10	10	10	40	
55	Kessel, Tee-, zu 5 l	3	3	3	3	12	
56	Krankentragen-Rädergestell	15	15	15	15	60	Zu 56: Zu jeder Krankentrage passend.
57	Krankentrage, Einheits-	200	200	200	200	800	
58	Laterne, Blend-, zum Aufhängen und Aufstellen eingerichtet	15	15	15	15	60	
59	Laterne, Hand-......................	15	15	15	15	60	
60	Löffel, Eß-.........................	200	200	200	200	800	
61	Löffel, Schaum-	5	5	5	5	20	
62	Messer mit vernickeltem Griffe	200	200	200	200	800	
63	Nachteimer von verzinntem Eisenbleche mit Deckel..............	10	10	10	10	40	
64	Nachteimergestell von Eisen	10	10	10	10	40	
65	Signalvorrichtung mit Signalstange, Signallaterne und Neutralitätsflagge.............................	—	2	—	2	4	Zu 65: Wegen der Form des Genfer Kreuzes vgl. Bekl.O.II.§81 g.
66	Spaten.........	5	5	5	5	20	
67	Steckbecken, emailliertes, mit Deckel	50	50	50	50	200	
68	Stoff, wasserdichter, Unterlagen-, 98—100 cm breit, m	500	500	500	500	2000	
69	Sturmpfahl, eiserner: 1. 80 cm lang	50	50	50	50	200	
	2. 55 cm lang	150	150	150	150	600	

I	II	III	IV	V	VI	VII	VIII
Nr.	Gegenstand	Es sind im Güterdepot niederzulegen bis zum Ende des 1. / 2. / 3. / 4. Monats nach Beginn der Mobilmachung				im ganzen	Bemerkung
70	Tasche, Krankentrage-	20	20	20	20	80	
71	Thermometer, Stuben-	10	10	10	10	40	
72	Tisch, Kranken-	100	100	100	100	400	
73	Topf von gestanztem Eisenblech	20	20	20	20	80	
74	Tragegurt zu den Kranken- oder Strohsacktragen, Paar	50	50	50	50	200	
75	Trinkbecher von Aluminium	30	30	30	30	120	
76	Wiegemesser mit 2 Schneiden	4	4	4	4	16	
77	Zeltausrüstung, tragbare	50	50	50	50	200	
78	Zelt, Kranken-, 99, mit Zubehör	15	25	30	30	100	Zu 78: Vgl. K.S.O. Anl.X.Ziff.371 ff.
79	Zeltstangen, zum Verwundetenzelt, Satz	10	10	10	10	40	Zu 79: Zu jedem Satze gehören
80	Zelt, Verbinde-, 06, mit Zubehör	3	3	3	3	12	3 Setzstangen
81	Zwangsjacke	5	5	5	5	20	mit 3 eisernen Fußtellern und 1 Firststange.

b) Überplanmäßige.

I	II	III	IV	V	VI	VII	VIII
82	Anzug für Geisteskranke, unzerreißbarer, aus einem Stücke, mit hinteren Verschlußknöpfen	10	10	10	10	40	
83	Baracke, Doeckersche:						
	a) Kranken-	15	15	15	15	60	
	b) Wirtschafts-	3	3	3	3	12	
84	Bett, Kasten- oder Gitter-, für Geisteskranke	3	3	3	3	12	
85	Bettgalgen	10	10	10	10	40	Zu 85: Vgl. K.S.O. Anl. Ziff. 617.
86	Bettschirm mit Gestell	10	10	10	10	40	
87	Brotschneidemaschine	30	30	30	30	120	
88	Brunnenbohrgerät	10	5	—	—	15	
89	Bürste, Flaschen-	30	30	30	30	120	
90	Bürste, zum Reinigen der Harngläser	30	30	30	30	120	
91	Bürste, zum Reinigen der Wassergläser	20	20	20	20	80	
92	Herdplatte, eiserne	10	10	10	10	40	
93	Kleiderständer	20	20	20	20	80	
94	Klosett, Torfmull-	15	15	15	15	60	
95	Kochkiste	10	10	10	10	40	Zu 95 und 96:
96	Krankenheber	10	10	10	10	40	Vgl. K.S.O. Anl.
97	Löffel, Tee-	200	200	200	200	800	Ziff. 629 u. 618.
98	Messerputzmaschine	10	10	10	10	40	
99	Moskito- und Fliegennetz	20	20	20	20	80	
100	Nachtgeschirr, unzerbrechliches	5	5	5	5	20	
101	Ofen, eiserner, kleiner	20	20	20	20	80	
102	Ofen, kleiner Petroleum-	20	20	20	20	80	
103	Ofenschirm, eiserner	50	50	50	50	200	

I	II	III	IV	V	VI	VII	VIII
		Es sind im Güterdepot niederzulegen					
Nr.	Gegenstand	bis zum Ende des				im ganzen	Bemerkung
		1.	2.	3.	4.		
		Monats nach Beginn der Mobilmachuug					
104	Quirl	20	20	20	20	80	
105	Schuh, unzerreißbarer, Paar . . .	5	5	5	5	20	
106	Segel, Sonnen-	10	10	10	10	40	
107	Speisewärmehalter zu etwa 20—30 l	10	5	5	—	20	
108	Stuhl, Liege-	30	30	30	30	120	
109	Tisch, Nacht-	200	200	200	200	800	
110	Tisch, Wasch-	100	100	100	100	400	
111	Wanne, Bade-	20	20	20	20	80	
112	Wanne für Dauerbäder	3	3	3	3	12	
113	Wanne, Spül-	10	10	10	10	40	

C. Wirtschaftsmittel.

I	II	III	IV	V	VI	VII	VIII
114	Abortpapier, kg	10	20	20	30	80	
115	Karbid, kg	300	300	300	300	1200	
116	Wachsfackel mit Stock	100	100	100	100	400	

D. Krankenverpflegungsvorrat (einschl. passender Behältnisse).

Gegenstände, die in den Proviantdepots vorrätig sind, brauchen nicht sichergestellt zu werden. Im Bedarfsfalle ist im allgemeinen auf die Bestände der Proviantdepots zurückzugreifen.

a) Planmäßiger.

I	II	III	IV	V	VI	VII	VIII
117	Eierzwieback (in Sätzen zu 400 g), kg	200	200	200	200	800	
118	Essig, Flaschen (zu 0,75—1 l) . .	30	30	30	30	120	
119	Fleischextrakt, kg	15	15	15	15	60	
120	Fleischgemüsekonserven, kg . . .	100	100	100	100	400	
121	Gemüsekonserven (Feldgemüse), kg	100	100	100	100	400	
122	Graupen, kg	25	25	25	25	100	
123	Hafergrütze, kg	25	25	25	25	100	
124	Kaffee, gebrannter, kg	50	50	50	50	200	
125	Kakaomasse, kg	50	50	50	50	200	
126	Kakes, kg	50	50	50	50	200	
127	Milch, kondensierte, kg	40	40	40	40	160	
128	Reis, kg	25	25	25	25	100	
129	Rum, Flaschen (zu 0,75—1 l) . .	50	50	50	50	200	
130	Tee, schwarzer, kg	5	5	5	5	20	
131	Wein, schwerer, Flaschen (zu 0,75 bis 1 l)	400	400	400	400	1600	
132	Weizenmehl, kg	50	50	50	50	200	
133	Zucker, weißer, in Stücken, kg . .	25	25	25	25	100	

b) Überplanmäßiger.

I	II	III	IV	V	VI	VII	VIII
134	Bohnen, grüne, konservierte, kg .	100	100	100	100	400	
135	Erbsen, grüne, konservierte, kg. .	100	100	100	100	400	

I	II	III	IV	V	VI	VII	VIII
Nr.	Gegenstand	\textbf{Es sind im Güterdepot niederzulegen bis zum Ende des} 1. / 2. / 3. / 4. Monats nach Beginn der Mobilmachung				im ganzen	Bemerkung
136	Fruchtsaft verschiedener Art, Flaschen (zu 0,75—1 l)	100	100	100	100	400	
137	Schinken, geräucherter, kg. . . .	20	20	20	20	80	
138	Speck, geräucherter, kg	20	20	20	20	80	
139	Wurst, Dauer-, kg	50	50	50	50	200	

E. Gerät für Hilfslazarettzüge.

I	II	III	IV	V	VI	VII
140	Linxweilersche Vorrichtung neuer Art, Gestelle (zu 4 Lagern) . .	—	40	—	40	80
141	Hohmannsche Vorrichtung, Gestelle (zu 4 Lagern)	—	40	—	40	80
142	Hunsdieckersche Vorrichtung:					
	Federhaken	—	860	—	860	1720
	Tragebalken	—	160	—	160	320

F. Druckmustervorrat.

Vorbemerkungen. Die kleinen Zahlen bedeuten Titelbogen und sind in den großen nicht mitenthalten.

I	II	III	IV	V	VI	VII
143	Krankenblatt mit Fiebertafel, Bogen	—	—	2000 4000	—	2000 4000
144	Lazarettaufnahmeschein (jeder Bogen 2), Bogen	—	—	1000	—	1000
145	Hauptkrankenbuch, Bogen	—	—	20 400	—	20 400
146	Aufbewahrungsbuch, Bogen . . .	—	—	20 200	—	20 200
147	Namenverzeichnis überzuführender Kranker, Bogen	—	—	400	—	400
148	Nachweisung der Sterbefälle im Lazarett, Bogen	—	—	200	—	200
149	Namentliche Verlustliste d. Truppen usw., Bogen	—	—	2000	—	2000
150	Truppenkrankenbuch, Bogen . . .	—	—	100 1000	—	100 1000
151	Zehntägiger Truppenkrankenrapport, Bogen	—	—	1000	—	1000
152	Monatskrankenrapport des Lazaretts, Bogen	—	—	90	—	90
153	Fünftägige Meldung des Lazaretts, Bogen	—	—	2000	—	2000
154	Einrichtungsmeldung des Feldlazaretts, Bogen	—	—	100	—	100
155	Kassenhauptbuch, Bogen.	—	—	10 200	—	10 200
156	Abrechnungsbuch:					
	Konto 1a, Bogen	—	—	40	—	40
	„ 1b, „	—	—	100	—	100
	„ 1c, „	—	—	40	—	40

I	II	III	IV	V	VI	VII	VIII
		Es sind im Güterdepot niederzulegen bis zum Ende des				im ganzen	
Nr.	Gegenstand	1.	2.	3.	4.		Bemerkung
		Monats nach Beginn der Mobilmachung					
	Konto 1 d, Bogen	—	—	20	—	20	
	„ 1 e, „	—	—	20	—	20	
	„ 2, „	—	—	40	—	40	
	„ 3, „	—	—	40	—	40	
	„ 3 a, „	—	—	40	—	40	
	„ 4, „	—	—	40	—	40	
	„ 4 a, „	—	—	40	—	40	
	„ 5, „	—	—	40	—	40	
	„ 6, „	—	—	40	—	40	
	„ 7, „	—	—	40	—	40	
	„ 8, „	—	—	40	—	40	
157	Kassenabschluß, Bogen	—	—	100	—	100	
158	Verwendungsnachweis über						
	ärztliche Geräte, Stück . . .	—	—	100	—	100	
	Apothekengeräte, Stück . . .	—	—	100	—	100	
	Veterinärgeräte, Stück . . .	—	—	100	—	100	
	Wirtschaftsgeräte, Stück . . .	—	—	100	—	100	
159	Verbandmittelverbrauchsnachweis, Stück	—	—	100	—	100	
160	Veterinärverbandmittel-Verbrauchs- nachweis, Stück	—	—	100	—	100	
161	Arzneimittelverbrauchsnachweis, Stück	—	—	100	—	100	
162	Veterinärarzneimittel-Verbrauchs- nachweis, Stück	—	—	100	—	100	
163	Verbrauchsnachweis über Wirt- schaftsmittel, Bogen	—	—	40 100	—	40 100	
164	Verbrauchsnachweis über Kranken- verpflegungsmittel, Stück . . .	—	—	100	—	100	
165	Briefbuch, Bogen	—	—	20 120	—	20 120	
166	Forderungsnachweis über Unter- haltungskosten, Bogen	—	—	40 140	—	40 140	
167	Forderungsnachweis über Kosten für die medizinisch-chirurgische Sanitätsausrüstung, Bogen . . .	—	—	40 140	—	40 140	
168	Forderungsnachweis über Kosten für die Veterinärausrüstung, Bogen	—	—	20 70	—	20 70	
169	Forderungsnachweis über Gehalt, Bogen	—	—	80	—	80	
170	Forderungsnachweis über Verpfle- gungskosten usw. für kranke Kriegsgefangene, Bogen	—	—	80	—	80	
171	Forderungsnachweis über Verpfle- gungskosten usw. für Kranke verbündeter Heere, Bogen . . .	—	—	80	—	80	
172	Forderungsnachweis über Kranken- löhnung, Bogen	—	—	80	—	80	

I	II	III	IV	V	VI	VII	VIII
		Es sind im Güterdepot niederzulegen bis zum Ende des					
Nr.	Gegenstand	1.	2.	3.	4.	im ganzen	Bemerkung
		Monats nach Beginn der Mobilmachung					
173	Forderungsnachweis über Kriegslöhnung, Bogen	—	—	80	—	80	
174	Rückstandsnachweis, Bogen . . .	—	—	80	—	80	
175	Beköstigungsverordnung, Bogen . .	—	—	1000	—	1000	
176	Tageskrankenrapport der Stationen des Lazaretts, Bogen	—	—	600	—	600	
177	Monatlicher Krankenverpflegungsrapport des Lazaretts, Bogen. .	—	—	100	—	100	
178	Kostwechselübersicht, Bogen . . .	—	—	80	—	80	
179	Verhaltungsbefehle für die Kranken, Stück	—	—	200	—	200	
180	Begleitschein für Lazarett-, Hilfslazarett- und Krankenzüge, Bogen	—	—	400	—	400	
181	Kriegsbesoldungsliquidation, Stück	—	—	25	—	25	
182	Kriegsbesoldungsrapport, Stück . .	—	—	25	—	25	

VII. Kriegsvorrat im Hauptsanitätsdepot.

A. Ärztliche Geräte.

I	II	III	IV	V	VI	VII	VIII
		Es sind im Hauptsanitätsdepot Berlin niederzulegen bis zum Ende des				im ganzen	
Nr.	Gegenstand	1.	2.	3.	4.		Bemerkung
		Monats nach Beginn der Mobilmachung					
1	Bakteriologischer Kasten (wie K.S.O. Anl. XII)	—	2	2	—	4	
2	Bakteriologisches Laboratorium (wie K. S. O. Anl. XII A)	—	—	2	—	2	
3	Besteck, Truppen- (wie K. S. O. Anl. XII A)	—	—	20	20	40	
4	Besteck, Kavallerie- (wie K. S. O. Anl. XII A)	—	—	2	2	4	
5	Besteck, Haupt- (wie K. S. O. Anl. XII A)	—	—	10	10	20	
6	Besteck, Sammel- (wie K. S. O. Anl. XII A)	—	—	10	10	20	
7	Besteck, Sezier- (wie K.S.O. Anl. XII A)	—	—	5	5	10	
8	Mikroskop (wie K.S.O. Anl. XII A)	—	—	10	10	20	
9	Schleif- und Werkzeug (wie K.S.O. Anl. XII A)	—	—	2	—	2	
10	Schraubenpresse:						
	1. für große Preßstücke	—	6	6	6	18	
	2. für kleine Preßstücke	—	6	6	6	18	
11	Werkzeugkasten, Behelfs- (wie K.S.O. Anl. XII A)	—	5	10	10	25	

B. Verbandmittel.

1	Katgut, in Pappschachteln, keimfrei gemacht, enthaltend 10 Fäden zu 50 cm:						
	1. starkes, Schachteln	500	500	500	500	2000	
	2. mittleres, Schachteln	2000	2000	3000	3000	10000	
	3. feines, Schachteln	500	500	500	500	2000	
2	Seide, gedrehte:						
	1. 0,65 mm stark, 10 m in 1 Glasröhre, 3 Glasröhren in 1 Pappschachtel, keimfrei gemacht, Schachteln	500	500	500	500	2000	
	2. 0,4 mm stark, 25 m in 1 Glasröhre, 3 Glasröhren in 1 Pappschachtel, keimfrei gemacht, Schachteln	2000	2000	3000	3000	10000	
	3. 0,2 mm stark, 50 m in 1 Glasröhre, 3 Glasröhren in 1 Pappschachtel, keimfrei gemacht, Schachteln	500	500	500	500	2000	

I	II	III	IV	V	VI	VII	VIII
		Es sind im Hauptsanitätsdepot Berlin niederzulegen bis zum Ende des				im ganzen	
Nr.	Gegenstand	1.	2.	3.	4.		Bemerkung
		Monats nach Beginn der Mobilmachung					
	4. 0,65 mm stark, 10 m in 1 Glasröhre, 0,4 mm stark, 25 m in 1 Glasröhre, 0,2 mm stark, 50 m in 1 Glasröhre, } in 1 Pappschachtel, keimfrei gemacht, Schachteln	250	250	250	250	1000	
3	Verbandpäckchen	50000	150000	150000	150000	500000	Zu 3: Für die unmittelbaren Anforderungen der Etappensanitätsdepots (K. S. O. Anl. XII B) außerdem der bei den Verbandpäckchen-Anfertigungstellen des V. und VIII. A.-K. zu beschaffende Vorrat.
4	Wundtäfelchen, Blocks (zu 25 mit 1 Bleistift)	5000	5000	5000	5000	20000	

C. Apothekengeräte.

I	II	III	IV	V	VI	VII	VIII
1	Reagentienkasten, großer (wie K.S.O. Anl. XII C)	—	—	3	—	3	
2	Reagentienkasten, kleiner (wie K. S. O. Anl. XII C).	2	4	4	—	10	

D. Röntgengerät und -Mittel.

I	II	III	IV	V	VI	VII	VIII
1	Satz Röntgenmittelkisten (Nr. I—IV) des Etappensanitätsdepots . . .	—	2	2	2	6	Zu D: Als Ersatz für die Geräte und Mittel der Feldröntgenwagen und d. Röntgenmittelkisten des Etappensanitätsdepots, das die Anforderungen unmittelbar an d. Hauptsanitätsdepot richtet.
2	Sonstiges nach besonderer Anweisung.						

E. Sanitätsbehältnisse und Sanitätswageninhalt.

I	II	III	IV	V	VI	VII	VIII
1	Sanitätsausrüstung des Kavalleriesanitätswagens (Kisten mit Inhalt)	20	—	—	—	20	
2	Sanitätsausrüstung des Sanitätsvorratswagens (Kisten mit Inhalt) .	—	—	2	2	4	
3	Sanitätspacktasche (Paar)	—	10	15	15	40	
4	Zahnärztlicher Kasten	—	10	10	10	30	

G. Wirtschaftsgeräte.

I	II	III	IV	V	VI	VII	VIII
1	Nottrage	50	50	50	50	200	
2	Wassersack	25	25	25	25	100	

K. Druckmuster.

I	II	III	IV	V	VI	VII	VIII
1	Körperzeichnungen (wie K. S. O. Anl. Muster 1 Bem. 4)	2000	2000	2000	2000	8000	

Übersicht der für das Hauptsanitätsdepot (Arbeitsbaracke) bei der Mobilmachung zu beschaffenden Gegenstände.

Die erforderlichen Verbandstoffe usw.,

2 große Schraubenpressen
2 kleine Schraubenpressen } mit elektrischem Antriebe,
2 Bindenschneidemaschinen

1 Gipsbindenmaschine,

3 starke Arbeitstische von Holz, für Bindenschneide- und Gipsbindenmaschinen,

50 Stühle von Holz mit weißem Ölfarbenanstriche,

12 leichtere Arbeitstische von Holz mit weißem Ölfarbenanstriche,

2 Waschtische von Holz, mit Linoleumbelag, im übrigen mit weißem Ölfarbenanstriche,

4 Wandgestelle von Holz mit weißem Ölfarbenanstriche,

8 Nähmaschinen, Muster Bobby,

12 große Waschbecken von Fayence,

6 runde Schalen von emailliertem Eisen, 26 cm Durchmesser, 10 cm Höhe,

6 Schalen von Glas für Nagelreiniger, $16 \times 7 \times 5$ cm,

6 Schalen von Glas für Bürsten zur Antiseptik, $17 \times 11 \times 6$ cm,

10 Waschkörbe mit je 2 Holzleisten am Boden, 46 cm hoch, unten 48, oben 60 cm breit,

2 starke Tische von Holz für kleinere Schraubenpressen,

100 Packkisten, 114 cm lang, 47 cm breit, 40 cm hoch, für 2000 Verbandpäckchen,

100 Packkisten, 100 cm lang, 60 cm breit, 80 cm hoch, für 100 Preßstücke,

3 Ständer für Preßklötze,

2 Ballonkipper,

10 Glasballons, im Korb aus Weidengeflecht,

1 Katgutsterilisierschrank,

1 Katguttrockenschrank,

1 Dampfsterilisiergerät nach Lautenschläger (Nr. 311), doppelwandig, mit Isoliermantel, Lüftungseinrichtung, fahrbarem Einsatzgestell und Dampfkessel (315) mit Zubehör.

———

VIII. Sanitätsausrüstung der Truppen in gebirgiger Gegend.

Als besondere Aufgabe war der Kommission die Lösung der Frage gestellt, ob und in welcher Weise sich die Ausrüstung den Anforderungen des Feldsanitätsdienstes in gebirgiger Gegend anpassen läßt. Das Ergebnis war folgendes:

Die von dem Sanitätspersonale getragene Sanitätsausrüstung ist ohne weiteres geeignet.

Die Sanitätstornister können von den Krankenträgern, Hilfskrankenträgern auf dem Rücken fortgeschafft werden.

Die Sanitätspacktaschen sind brauchbar, vorausgesetzt daß sie von Pferden, Maultieren befördert werden.

Der Sanitätskasten ist ohne besondere Vorkehrungen nicht zu benutzen.

Die Krankentragen der Truppen wie auch der Feldsanitätsformationen mit ihren Krankentragetaschen sind verwendbar, müssen aber von 2 Mann oder von Tragetieren getragen werden.

Die Infanterie- und Kavalleriesanitätswagen sind ebenso wenig wie die Sanitätsformationen (Sanitätskompagnie und Feldlazarett) ohne weiteres zu gebrauchen, da sie nur auf fahrbaren Straßen der Truppe folgen können. Es müßten Lagerungsvorrichtungen für die Beförderung auf Maultieren und Tragekästen oder Tragekoffer zum Aufhängen an den Sätteln der Tragetiere vorgesehen werden, in denen dann die einzelnen Geräte verpackt werden.

Sollte die Mitnahme einer Sanitätskompagnie oder eines Feldlazaretts in gebirgige Gegend erforderlich werden, so würden besondere Feldsanitätsformationen mit Sanitätsausrüstung, die auf Tragetieren zu befördern wäre, vorzusehen sein.

Dementsprechend ist die Ausstattung einzelner Truppenteile mit Maultieren, Sanitätspacktaschen, Tragestangen mit Stahlbeschlagspitzen, die außen am Infanteriesanitätswagen unterzubringen sind, beabsichtigt.

Für Übersee-Unternehmungen kommen Tragetiere in Betracht.